图解妇科内分泌

让女人拥有
健康好气色

主　编：李　雪　李晓冬

副主编：孟长荣　张新景　郭雷雷

　　　　姚玉洁　韩慧娟　赵红伟

中国健康传媒集团

中国医药科技出版社

内容提要

  妇科内分泌对于大众来说是摸不到、看不见的，但在临床上许多的妇科疾病都与其相关。本书把女性的生殖系统比作一个后宫，下丘脑是至高无上的皇太后，垂体是后宫中一人之下万人之上的皇后，卵巢里住着众嫔妃。

  本书通过拟人的表述结合图解的形式，生动形象地介绍了女性生理，与月经、卵巢功能、生殖系统等相关的妇科疾病，备孕和避孕，以及如何调节内分泌等内容，帮助广大女性朋友解决妇科内分泌烦恼，拥有健康好气色。本书适合广大女性读者参考阅读。

图书在版编目（CIP）数据

  图解妇科内分泌　让女人拥有健康好气色 / 李雪，李晓冬主编 . — 北京：中国医药科技出版社，2020.7

  ISBN 978-7-5214-1773-9

  Ⅰ . ①图… 　Ⅱ . ①李… ②李… 　Ⅲ . ①妇科病—内分泌病—诊疗—图解 　Ⅳ . ① R711-64

  中国版本图书馆 CIP 数据核字（2020）第 066521 号

插　　图	张评飞　郑中原
美术编辑	陈君杞
版式设计	锋尚设计

出版　**中国健康传媒集团｜中国医药科技出版社**

地址　北京市海淀区文慧园北路甲 22 号

邮编　100082

电话　发行：010-62227427　邮购：010-62236938

网址　www.cmstp.com

规格　710×1000mm　$^1/_{16}$

印张　$10^1/_4$

字数　119 千字

版次　2020 年 7 月第 1 版

印次　2020 年 7 月第 1 次印刷

印刷　三河市腾飞印务有限公司

经销　全国各地新华书店

书号　ISBN 978-7-5214-1773-9

定价　39.00 元

获取新书信息、投稿、为图书纠错，请扫码联系我们。

人类的性别是由什么决定的？女人为何会有月经？又是怎样孕育下一代的？更年期又是怎么回事？医生说的内分泌失调又是什么意思？下丘脑-垂体-卵巢轴又代表的是什么？相信很多人都弄不明白这些问题，但这些问题又与每位女性朋友的健康密切相关。没关系，我们换一种方式来了解一下女人以及女人的内分泌。

每个女人的身体里都住着一个后宫，后宫里有皇太后、皇后以及众嫔妃，皇太后住在下丘脑宫，皇后住在垂体宫，众嫔妃住在卵巢宫，另外有一间子宫是给皇上准备的。后宫的制度

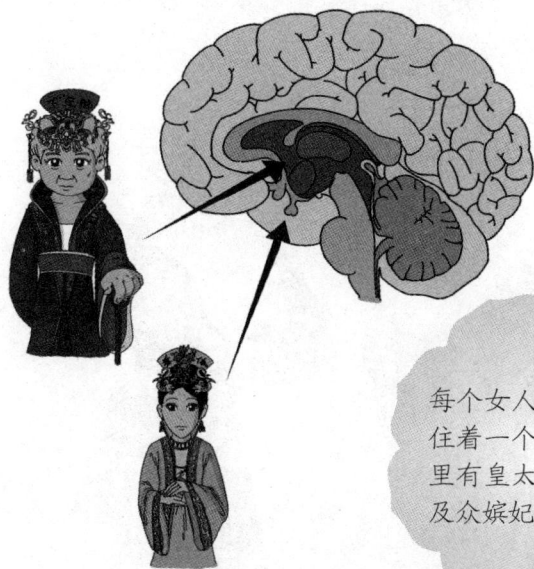

每个女人的身体里都住着一个后宫，后宫里有皇太后、皇后以及众嫔妃。

很严格，皇太后拥有至高无上的权力，皇后则是一人之下万人之上，嫔妃的命运就比较惨了，皇后一般一个月只安排一个妃子去见皇上，众嫔妃为了见皇上需要准备三个月之久，等到皇后一声令下，准备好的妃子就出了卵宫，通过长长的输卵管小巷去见皇上了，但她只有一天的机会，如果在这一天内没见到皇上，她就会被打入冷宫永远消失。如果她在小巷里遇到了皇上并得到宠幸，与皇上携手进入皇宫，他们就会合二为一，在皇宫里发生奇妙的变化，为皇室传宗接代孕育小生命，9个多月后这个神奇的小生命就会来到这个世界上了。

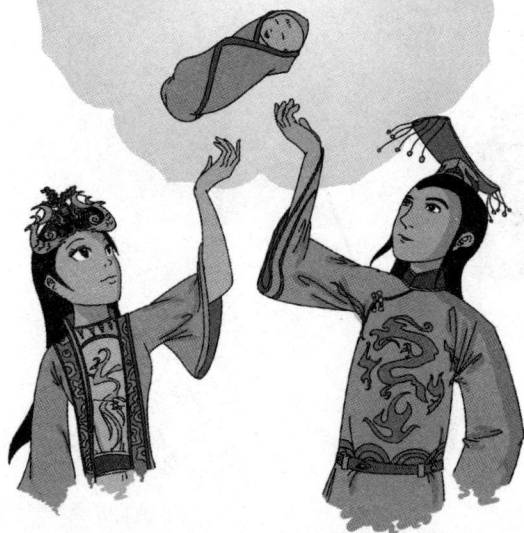

后宫从来都不是一个安宁的地方，想知道这个后宫会发生什么吗？那就来先睹为快吧。

编者

2020年3月

在皇宫里发生奇妙的变化，为皇室传宗接代孕育小生命，9个多月后这个神奇的小生命就会来到这个世界上了。

　　有人脸上长痘痘了，有人月经不调了，经常会说是不是内分泌失调了？有人会问女人为何会有月经？又是怎样孕育下一代的？更年期又是怎么回事？专业的回答是：这一切都和管理女性内分泌的下丘脑-垂体-卵巢轴有关。下丘脑-垂体-卵巢轴又是什么？完全听不明白呀！没关系，我们换一种方式来了解女人以及女人的内分泌。

　　大家都知道女人身体含有雌激素，雌激素是由卵巢分泌的，卵巢又受大脑中的下丘脑和垂体的制约，同时又受其他内分泌系统的影响，如甲状腺。内分泌系统及其功能活动是看不到的，比较抽象。

　　为了让大家了解女性内分泌知识，以便在日常保健中更好地应用，本书采用了拟人的手法，把女性内分泌系统比喻成了后宫。其中，下丘脑是最高指挥中枢，相当于后宫中的皇太后；垂体是下丘脑的下一级指挥所，相当于后宫中的皇后；卵巢是分泌雌孕激素的场所，也承担着排卵的功能，相当于各嫔妃的宫殿，里面住着大量的卵泡；子宫是精卵结合后生长的场所，即孕育下一代的宫殿，相当于皇宫。

本书共分为四章，分别介绍了女性生理、常见的女性内分泌疾病、避孕、备孕以及保健等方面的知识。希望通过全新的角度和方法解读，能够帮您认识和理解女性内分泌，轻松掌握相关知识，在日常生活中注意保养，做一个漂亮、健康的女人。

编者

2020年3月

第一章　认识女性内分泌，从女性生理开始

第二章　与月经相关的疾病

第六章　了解妇科内分泌，为怀孕做准备

第七章 摆脱内分泌烦恼，拥有"性"福生活

第八章 中医调节内分泌，让女性活出美丽

第一章

认识女性内分泌，
从女性生理开始

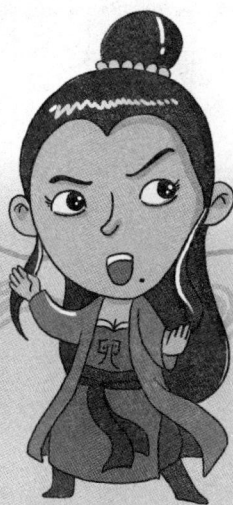

内分泌失调与女性健康

  对于身体健康来说，内分泌系统是非常重要的，内分泌系统是掌管我们身体内各种功能保持正常运作的重要系统，平时看不到、摸不到，不容易引起大家的重视，但如果内分泌系统出了问题，轻者会让我们的身体健康出现不适或者疾病，严重者会对生命造成直接的影响。就女性内分泌系统来说，如果内分泌出现问题则可以导致性发育异常、性早熟、闭经、不孕、肥胖、提前衰老，甚至是妇科肿瘤。因此，为了女性健康，就要关注女性的内分泌系统，只有养好内分泌，才能做健康女人。

后宫佳丽——卵细胞

"后宫佳丽三千人，三千宠爱在一身"白居易在《长恨歌》中这样形容杨玉环，可见皇上的后宫有多么得庞大！其实在女人身体内的后宫系统里有着更庞大、更惊奇的数字，让我们来一一揭秘吧。

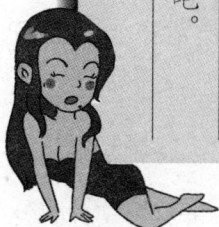

卵巢是众嫔妃的居所，早在人还是妈妈肚子里的小胚胎时就已经开始动工建造了。这要从胚胎6周时说起，6周的胚胎还很小，只是一个小芽，可就是在这时，卵巢已经准备开始发育了。神秘的性染色体X和Y决定了胚胎的性别，如果受精后合子的染色体组合是XX，就注定了这个胚胎要发育成一个女孩了，卵巢也就由此开始建造。

卵巢由卵原细胞组成，这些卵原细胞是会变魔术的，1变2，2变4，4变8……并不断地长大。在胚胎8周时，卵原细胞会变成60万个。在胚胎11～12周时，人已经初具形态了，有了小胳膊、小腿和头，这时卵原细胞又学会了新的魔术，她们不但会变多变大，还会变样子，有

在胚胎11~12周时，人已经初具形态了，有了小胳膊小腿和头，这时候卵原细胞又有了新的魔术，她们不当会变多变大，还会变样子了，有的就变成了初级卵母细胞。

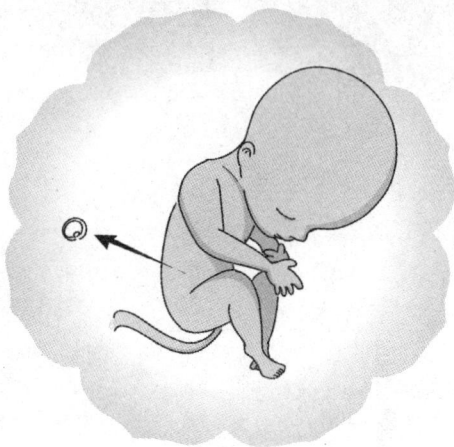

的变成了初级卵母细胞。在孕20周时，胎儿的身体会长到25cm，并可以长出一些头发，此时卵巢内约有200万个卵原细胞和约500万个初级卵母细胞。到28周时，胎儿的身体长到35cm，眼睛可以微微睁开，并且有了眼睫毛，这时卵原细胞已经精疲力竭，不再增多而是逐渐开始减少。不过不要担心，因为剩下的初级卵母细胞足足有70万～200万个，她们会较长时间地保持这个状态，等待出阁的那一天。在漫长的等待中还会有许多的自然消亡，十几年后到了女孩青春期，初级卵母细胞就仅剩30万～40万个了，但这比起"后宫佳丽三千"来说算是个庞大的数字了！

伴女婴而生的卵子，卵子在卵泡里

女性进入青春期后

每月十几个卵泡同时"突围"

每月只有1个卵泡发育成熟，排出卵子

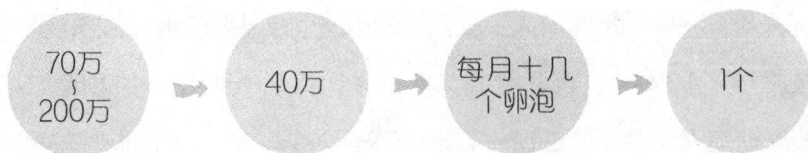

70万～200万 ➡ 40万 ➡ 每月十几个卵泡 ➡ 1个

当女孩青春期后宫完整的体系建立后，听从皇太后的指令，卵巢宫内每个月要选妃一次，卵妃可是大家都梦寐以求的名分，谁不愿意得此殊荣呢！于是在选妃前3个月就开始着手准备了，但是3个月的准备也只能选出最优秀的1个，作为当月的"卵妃"，其余陪榜的也只有香消玉殒了，当然也有1个月出现2个、3个并列优秀的"卵妃"，但这是极少见的，大多是有家族背景的，即有遗传史的。就这样，不管皇上来不来，选妃每月1次，女人在一生中会产生400～500个"卵妃"，至于之前说的那几十万个卵母细胞去哪了呢？她们为卵妃做了一定的贡献，助推了卵妃的生成后就消失了，也可以认为她们学了新的魔术把自己变没了。

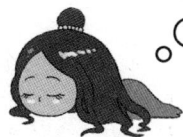

到了女孩青春期，初级卵母细胞就仅剩30万～40万个了！

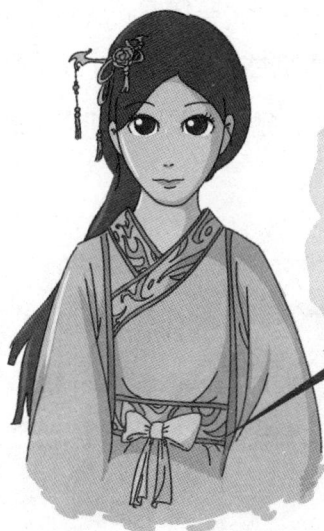

女人在一生中会产生400～500个"卵妃"。

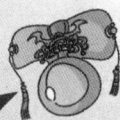

×400～500

"邂逅"之所——输卵管

走在一条安静的小路上，身旁的柳枝被风吹着，抚在脸上就像少女柔软的长发，舒服极了。如果这时能邂逅一位美丽的姑娘，那该多好啊！在女人的"后宫"中，皇上也是这么想的，其实能当上这里的皇上可是不容易，要想拥有选妃的资格，就要过五关斩六将，努力拼搏才能得来，到达输卵管。输卵管就像一条小巷，有茂密的柳枝，风吹枝摆，好不惬意。皇上会在这里邂逅自己的卵妃，并带着心爱的卵妃一起回皇宫。来得早了等不到，来得晚了又会错过，只有算准了日子，当卵妃恰好出阁时才有机会。

在人体中，输卵管位于子宫的两侧，与子宫相通，左右各有一条，是一对细长而弯曲的肌性管道，所谓肌性就是说这对管道不是PVC的，也不是不锈管的，而是有血有肉的，是可以收缩的肌肉。她的管腔

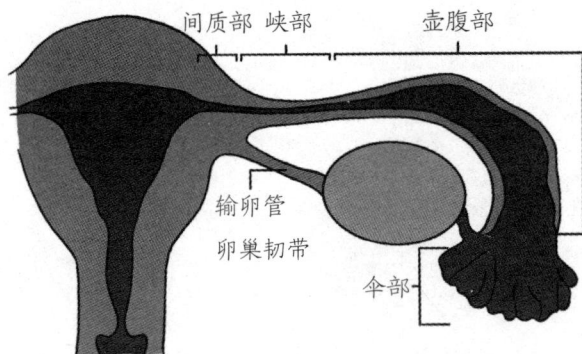

间质部　峡部　　　壶腹部

输卵管
卵巢韧带

伞部

很细，最细的部位只有0.5mm，粗的地方可以达到1cm以上，她的总长度有8～15cm不等，人与人不同，高矮胖瘦也不同，自然输卵管的长度也有差别。既然输卵管是肌性的，也就不同于PVC和不锈钢，她是有弯曲的、有姿态的，就像舞者柔软的手臂。

输卵管是精子和卵子结合的场所，也是受精卵运送的通道，其内侧与子宫角相通，外侧呈伞状，与卵巢相近，输卵管的伞端就像舞者手臂末端的芊芊玉手，受激素周期变化的影响有拾卵的本领，她在卵巢附近，静静等待每个月卵妃出阁。输卵管内层还有纤毛细胞，纤毛细胞的纤毛会受激素周期变化的影响而摆动，就像柳条随风摇曳，风的方向决定了柳条摆动的方向，这样的摆动可以协助运送受精卵。再加上输卵管本身肌肉的收缩也受女性激素的影响，这些细节都是为皇上成功牵手卵妃而做的努力。

输卵管的忠告

科学避孕

如果有性生活，要科学避孕，意外怀孕、人流次数多了，容易引起盆腔炎。输卵管一旦发炎，粘连、扭曲、不通畅统统都来了。直接的后果就是不孕、宫外孕或者慢性盆腔疼痛。

忌久坐

一般来讲，坐上1小时，就起身活动10～15分钟。多运动，每周4～5天中等量半小时以上的运动。这样有利于保持我的健康活力。

结核病

如果发生结核病，及时治疗，不然会牵连到输卵管。

太早性生活

不要太早性生活，如果有，也要讲究性卫生，不要有多个性伴侣，这样可以减少盆腔炎症的发生，输卵管也不容易发炎。

"大姨妈"的故事——月经的由来

月经，很多人都称她为"大姨妈"，这是为什么呢？这要从一个传说讲起了，相传在古时候有个漂亮的姑娘，自小没了爹娘，跟着姨妈长大。到了婚配的年龄，有许多来提亲的，姑娘相中了一个书生，两个人两情相悦，十分般配。由于提亲后离大婚的日子还有一段时间，他们相互想念对方，书生就会偷偷去见姑娘，当听到屋外有脚步声时姑娘就会说"姨妈来了"，让书生躲起来。等到良辰吉日，拜过高堂送入洞房，姑娘正巧在当天来了月经，当书生预要亲近之时，姑娘不好意思说月经之事，便含蓄地说："姨妈来了。"于是姨妈和月经的故事就这样流传下来了。

当书生预要亲近之时，姑娘不好意思，便含蓄地说："姨妈来了。"

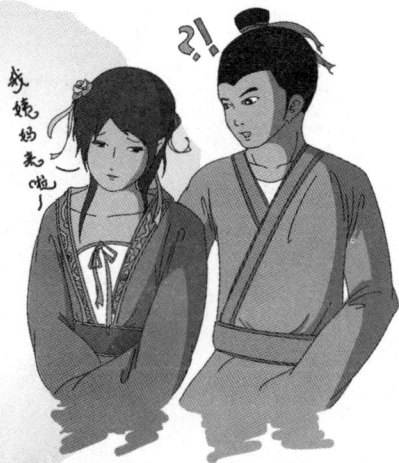

"大姨妈"

作为女生众多亲戚中的一员，这些年，没少受嫌弃！但"大姨妈"身份尊贵，地位重要。我们对她的崇敬之情连绵不绝！

月经指的是月经血，是女孩性成熟的标志，在青春期，女人的后宫体系逐步完善成熟，皇太后逐步开始掌控皇后和嫔妃，当然一开始的时候，由于政权不太稳固，也会出现不听话的小主。皇太后一声令下，皇后就责令卵巢宫的妃子出来准备面圣，在此期间皇宫内开始为新婚主子准备温暖的大床，等到妃子出阁，但未见到皇上就只能香消玉殒了，那温暖的大床也就不能再留着了，就会被化成碎片排出体外，也就形成了月经血。月经血不仅有血液，还包含了子宫内膜的碎片。月经过后，皇太后又开始了下一轮的选妃，皇宫也开始了下一轮的铺床，周而复始，就形成了有规律的月经。

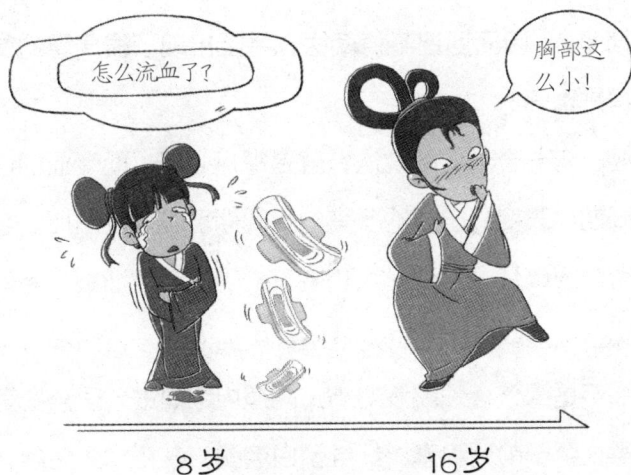

怎么流血了？

胸部这么小！

8岁　　　　　16岁

第一章　认识女性内分泌，从女性生理开始

9

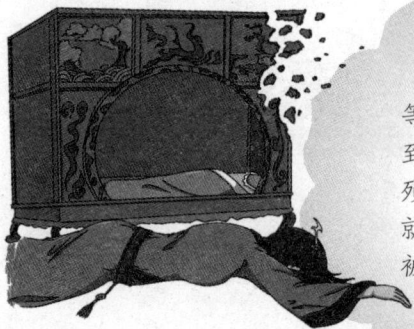

等到妃子出阁，但未见到皇上就只能香消玉殒了，那温暖的大床也就不能再留着了，就会被化成碎片排出体外。

那不听话的小主又是怎么回事呢？有的女孩刚来月经的第一两年，月经是不规律的，有时很长时间才来一次，这就有可能是那些不听话的小主们造成的。皇太后发号施令后，皇后开始着手准备，皇宫的大床也开始布置了，谁想到也会遇到不听话的小主，到了该出阁的时候就是不出来，大床越修越大，越修越重，等到皇宫内实在支撑不住的时候，就只能化为碎片流出体外，也就形成了不规律的无排卵性的月经。但是不要着急，皇太后会逐步稳固政权，在这期间，如果月经量不大，只是不规律，则不必太过担心，通常慢慢会好起来的；但如果月经过多，则建议最好去医院治疗。

很多人都有"月经可以排毒"这一错误的想法，认为"月经多了，毒就可以排掉了"，因而迟迟不肯就医，甚至出现了很严重的贫血。那么月经究竟是排毒吗？

关于月经，有一个通俗的说法，就是每月必经。而专业的说法应该是伴随卵巢周期性改变而出现的子宫内膜周期性脱落及出血。它的组成是血液、子宫内膜碎片、宫颈黏液和脱落的阴道上皮细胞，另外还有前列腺素和纤维蛋白溶酶。上述的这些组成中血液、子宫内膜、阴道上皮细胞，显然都不是毒；宫颈黏液对防止阴道内细菌进入子宫内有保护作用，也不是毒；至于前列腺素、纤维蛋白溶酶，在正常人体内，本身就大量存在，也不是毒。所以，月经血中根本没有所谓的"毒"，月经又怎么会排毒呢？

既然月经不是为了排毒，那又为什么要来月经呢？规律的月经是女性生殖功能成熟的标志。女性的内生殖器官由卵巢、子宫、输卵管构成。卵巢的主要功能是产生卵子和合成卵巢激素。子宫是生育器官，是孕育宝宝的地方。卵巢每月排卵一次，排卵后，由于雌激素和孕激素的共同作用，子宫内膜增厚，如果此时排出的卵子受精了，则受精卵经输卵管运送到子宫内发育，称为妊娠。如果卵子没有受精，在排卵后14天左右，卵巢的黄体萎缩，停止分泌雌激素和孕激素，此时子宫内膜中的血管收缩，内膜坏死而脱落，引起出血，就形成了月经，可以说它每个月都在为受精卵着床做准备（除了青春期前、绝经后、孕期），但不可能每个月都怀孕，所以每个月成熟的子宫内膜就会"瓜熟蒂落"一次，从而就形成了月经。

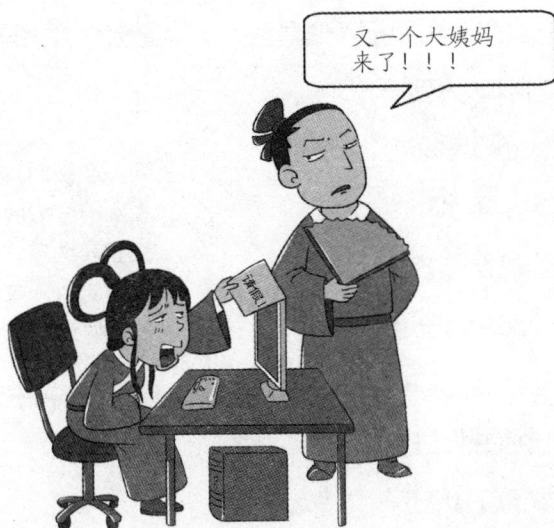

女人的包容性有多大——认识子宫

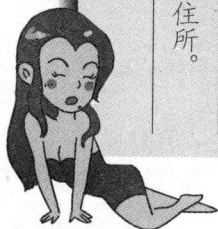

都说女人是善变的，但同时女人也是最能包容的，这两点从女人身上的一个器官就能得到诠释。什么器官呢？就是子宫，也就是后宫体系中皇上和卵妃的住所。

子宫在没有怀孕的情况下，只有一个小鸭梨的大小，宫内的容量也就5ml。一旦皇上和卵妃入住皇宫，这个皇宫就会逐渐增大，到怀孕晚期，子宫可以增大到一个大西瓜的大小，里面容纳了一个宝宝、羊水和胎盘。有的子宫甚至能容纳两个或者多个宝宝，一旦宝宝娩出，子宫会迅速变小，以减少出血并促进胎盘排出，到产后10天子

> 到怀孕晚期，子宫可以增大到一个大西瓜的大小，里面容纳了一个宝宝、羊水和胎盘。有的子宫甚至能容纳两个或者多个宝宝。

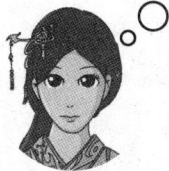

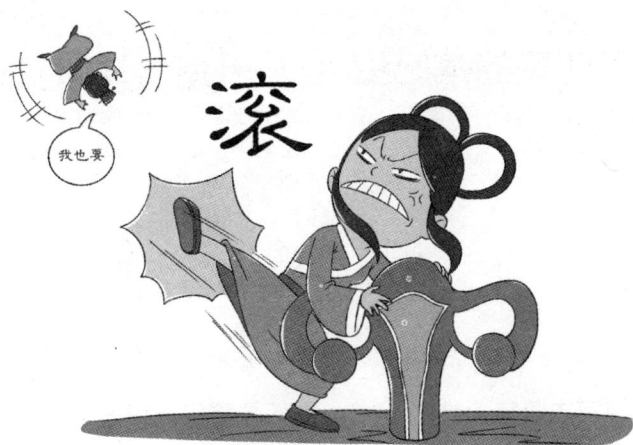

宫会减小到盆腔内，在腹部就摸不到了。等到产后6周，子宫就会恢复到未孕时候的大小了。大家看这个子宫是不是善变的？

　　子宫的包容性也就不言而喻了。当我们的眼睛里一旦进了异物，就会不停地眨眼，并且分泌泪液，目的是为了排除异物。而子宫不同，她把一个不属于自身的受精卵暖暖地保护在宫内，并且将其呵护长大，供给他营养，一朝分娩，又努力地把他送出体外，这是何等的包容！

　　女人也是如此，女子本柔弱，为母则刚，不正是证实了这一点吗？

你不知道的嫔妃生活——卵巢的功能

14

在卵巢宫内等待大选的嫔妃们也不是整日无所事事的，一般随着她们的长大，都要做一些女工，以供给整个后宫使用，同时也会对宫外的系统产生不小的影响，还为自己以后有朝一日成为卵妃，与皇上见面后使用作准备。

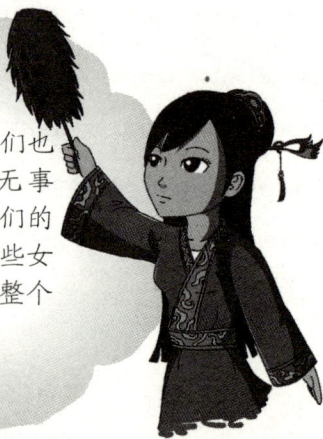

> 等待大选的嫔妃们也不是整日闲在无事的，一般随着她们的长大，都要做一些女工的，需要供给整个后宫的使用。

这些女工我们称为女性激素，包括雌激素、孕激素和雄激素。在这些女性激素的作用下，女性有了乳房的发育，有了腋毛、阴毛的生长，以及音调的变高，随后会有月经初潮，生长发育加速，到生殖功能成熟后就可以孕育下一代了。当女性进入更年期，女性激素逐渐减少，就会出现月经的改变、异常的出血等更年期的症状。等到卵巢老化萎缩，女

催情激素

体现女性特征

性行为

乳房
皮肤
毛发

孕育生命

子宫
输卵管
阴道

雌激素

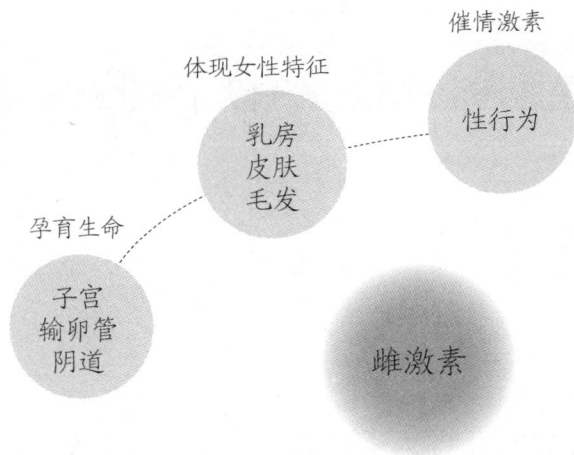

性激素就会没有了，女性的各种特征也就随之改变。所以说女性激素的
变化主宰了女人的一生。

　　嫔妃们做女工也是有规矩的，什么时期做什么工，做多少也有限制
的，不能无限制地做工，否则多了就会产生不好的影响，皇太后是要管
制的，当然也不能偷懒，做得不够也会被皇太后发现，然后责令限期整
改。一个健康女人的后宫是和谐稳定的，一旦有一个环节出了问题，就
会出现相应的疾病。

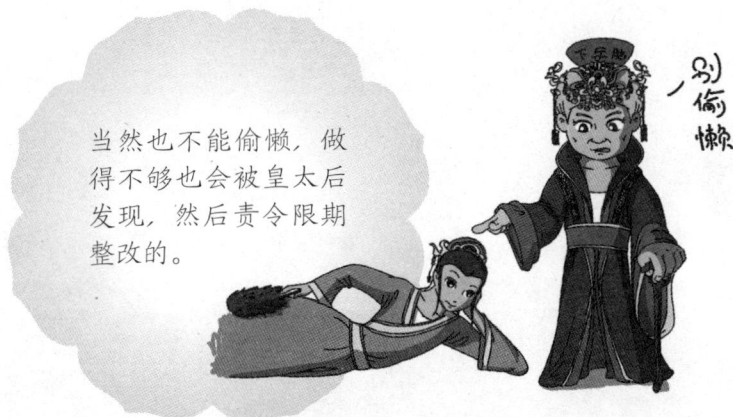

当然也不能偷懒，做
得不够也会被皇太后
发现，然后责令限期
整改的。

别偷懒

女人是雌激素做的——认识雌激素

　　女人是什么做的？我想大多数人会说："女人是水做的。"红楼梦中贾宝玉就有这句话，他觉得女子温柔如水，如水般清亮、透明、纯洁。也有人说女人是水做的是因为女人爱哭，高兴时哭，伤心时也哭，永远伴随着泪水。

　　如果用同样的问题问医生，那你听到的答案可能会让你瞠目结舌。医生会说："男人才是水做的。"为什么呢？这可不是凭空而来的，是有科学根据的。人体中肌肉的水含量最高，脂肪中水的含量反而很少，通常男人的肌肉比女人发达一些，而女人的脂肪要比男人多，所以这样计算下来，男人体内的水含量是大于女人的，因此"男人才是水做的"。

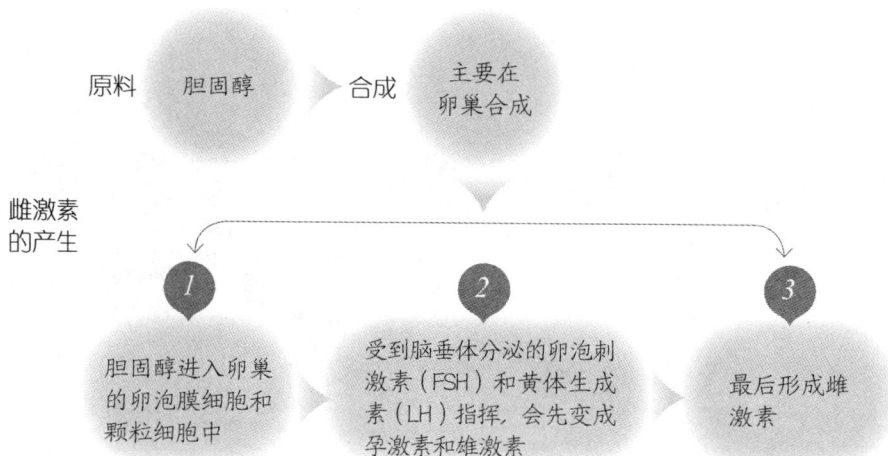

原料　胆固醇　▶　合成　主要在卵巢合成

雌激素的产生

1 胆固醇进入卵巢的卵泡膜细胞和颗粒细胞中

2 受到脑垂体分泌的卵泡刺激素（FSH）和黄体生成素（LH）指挥，会先变成孕激素和雄激素

3 最后形成雌激素

如果再用这个问题问内分泌医生，你就又会听到一个令你惊讶的答案。内分泌医生会说："女人是雌激素做的。"这又从何说起呢？先来聊聊泰国的人妖美女吧，一个男人是如何蜕变成比女人还要漂亮

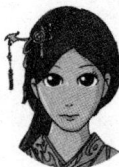

为了维持女性特征，就必须长期服用雌激素。可见雌激素的作用有多大！

的尤物呢？其实，他们从七八岁时，就会开始注射或口服大剂量的雌激素，由于大剂量和长期使用雌激素，男孩开始向女性特征发育，自身的男性器官会逐渐萎缩，到了成年的时候一个活脱脱的"美女"就成了，他们拥有细腻的皮肤、丰满的臀部和诱人的胸部，同时也拥有男性的身高和骨感。如果有人想彻底变成女性，就会选择做变性手术，切除萎缩的男性器官，造一个人工阴道，从而就成了变性人。不管是人妖还是变性人，为了维持女性特征，就必须长期服用雌激素。可见雌激素的作用有多大！

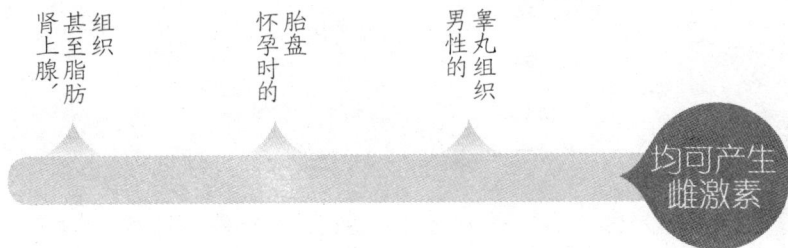

肾上腺 甚至脂肪 组织 怀孕时的 胎盘 男性的 睾丸组织 均可产生雌激素

第一章 认识女性内分泌，从女性生理开始

17

再从正常女性的一生来说一说，女孩到女人，女人到老人，又经历了什么？青春期女孩的后宫系统开始逐渐成熟，卵宫的卵妃开始做女工，分泌雌激素，于是女孩开始向少女蜕变。雌激素的作用一直维持到更年期，更年期后卵巢功能下降，雌激素减少，女人的皮肤会出现皱纹，身材也开始变形。绝经之后，女人就会逐渐失去雌激素的滋润，慢慢变成老年人，失去女性的特征。因此说"女人是雌激素做的"也不无道理。

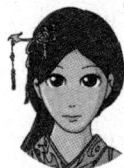

绝经之后，女人就会逐渐失去雌激素的滋润，慢慢变成老年人，失去女性的特征。

女性第一性征：生殖器官	是由染色体决定的。不过染色体只是在母胎中给予人生殖器官，然后就与其无关了
	只有雌激素在孜孜不倦地给子宫、输卵管和阴道上皮营养，把她们"喂得"十分饱满，最终成为能够孕育生命的场所

女性第二性征：包括乳房、皮肤、毛发等体现女性特征的身体表现	由性激素来决定，尤其是雌激素
	雌激素可以促进乳腺管增生，乳头和乳晕变色，还可以让女性皮肤细腻、光滑，身材前凸后翘，声线柔美
	孕激素，可以让乳腺腺泡发育

女性健康的晴雨表——白带

在这个世界上，除了父母会关心自己的吃喝拉撒睡以外，还有一种人会关心你的这些活动，那就是医生。医生在诊病时除了问患者哪里不舒服，往往还要问问吃喝怎么样，小便是否正常，大便有没有变化。妇科医生除了问这些，还要再问问患者的白带是否正常。为什么医生要关注这些问题呢？因为这些会反应患者的身体状态，下面就来了解一下女性常常遇到的白带问题吧。

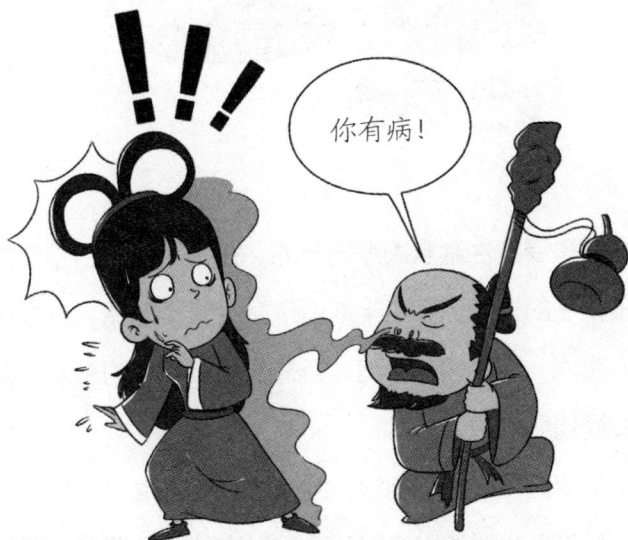

你有病！

白带是从阴道流出来的一种带有黏性的白色液体。事实上，它是汇聚而来的：子宫里的内膜可以分泌一些液体成分，像是一条小溪；宫颈内有宫颈腺体可以分泌黏液，像是一条小河；阴道壁的细胞可以分泌液体，还有新陈代谢脱落的细胞，又多了一条小渠；在阴道口有一对前庭大腺，像泉眼一样，平时会分泌少量的液体，性生活的时候会喷涌而出，达到润滑阴道的作用。这些小溪、小河、小渠最终就汇聚成了人们可见的白带。

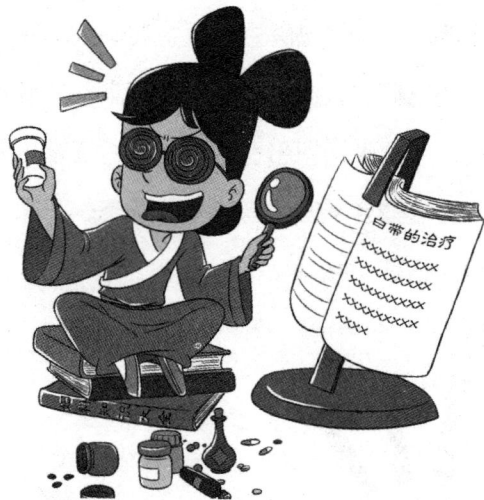

白带的性状是受女性激素周期调节的。在排卵期，白带是稀薄透明的，这样利于精子的运动，到后半期白带又会变得黏稠，还会在宫颈口形成黏液栓，变成一个关闭的大门，目的是阻止精子的进入，保护已经进入可能形成受精卵的成果。

如果上游的溪流河渠出现问题就会影响白带的性状。例如，子宫内膜出现炎症，那这条小溪的水可能就会混浊变黄，甚至会有臭味，医生会根据症状再结合白带的变化来判断疾病。又如阴道有了炎症，拿比较常见的霉菌性阴道炎来说吧，阴道黏膜会红肿充血，分泌的液体会变成豆腐渣一样的东西，根据这个性状的白带以及化验检查结果就可以判断阴道炎的类型，从而对症用药。另外，宫颈癌会有白带异常的表现吗？有的，开始可能仅仅是白带量的增加，典型的宫颈癌会有血性的白带，尤其是性生活后的出血，若出现这种情况一定要及时去医院检查。

白带异常对应的健康状况

白带表现	身体状况
豆腐渣或者凝乳状的白带	很可能是外阴阴道的霉菌感染，多数的时候还会有外阴阴道的瘙痒或者灼痛
灰黄色有臭味的白带	常常伴有阴道的瘙痒，可能是滴虫引起的阴道炎，或者细菌引起的阴道炎；如果伴有下腹部的不适，也可能是宫颈的炎症引起的
带血的白带	有时候阴道炎厉害的时候，引起阴道黏膜破损，可以出现白带有少许血性；还有的女性，只是在排卵期前后几天出现白带有血，可能是排卵期出血；如果仅仅白带有血，没有臭味，可能是宫颈糜烂、宫颈息肉、子宫内膜息肉引起的；如果血性白带，时间长，没有什么规律性，甚至有恶臭，需要警惕宫颈癌、子宫内膜癌等恶性肿瘤
绝经后的女性出现白带有血	考虑老年性阴道炎、子宫内膜炎，更要小心子宫内膜癌
水样白带	白带量时多时少，呈淘米水样或者是透明黏液样，有的有恶臭，这可能是由慢性炎症引起的，如子宫黏膜下肌瘤伴有感染，或者输卵管、子宫内膜或宫颈管长期的慢性感染，还需要警惕输卵管癌或者宫颈腺癌

第二章

与月经相关
的疾病

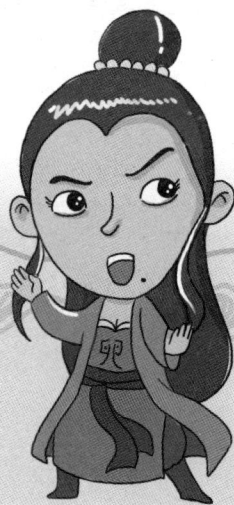

欲速则不达——**性早熟**

"娉娉袅袅十三余，豆蔻梢头二月初。"在文学里诗人作家会把十三四岁的少女称为豆蔻年华，这个年龄的女孩子乳房开始发育，体型有了明显的变化，体态柔美，像豆蔻花一样鲜艳美丽。这些变化源于女人体内三大内分泌轴的作用，其中一个重要的内分泌轴就是"后宫"——下丘脑-垂体-卵巢轴（HPO轴）。

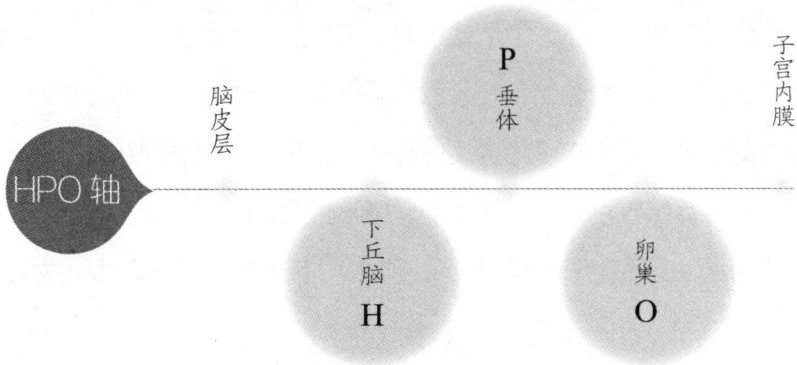

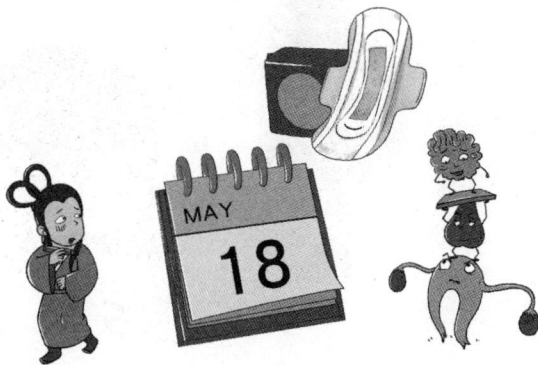

脑皮层

P
垂体

子宫内膜

HPO 轴

下丘脑
H

卵巢
O

MAY
18

　　"后宫"是有很多规则的，从上到下都要遵守，如果有人不按规矩出牌，不在合适的时间做合适的事情就会出问题。

　　一位6岁小姑娘的后宫就发生了一件不按规矩出牌的问题。她的下丘脑宫的皇太后是个急脾气，本来应该等待到女孩8岁以后再逐渐掌权执政，但在女孩刚刚6岁的时候就着急发号施令，并指挥皇后也提前执政，让各嫔妃提前上岗，这一切都太着急了。于是这位小姑娘开始有了乳房的发育，有了月经，一年级的孩子身高比同学明显偏高不少，她不知道怎么对待月经期，并且会有很多疑问：为什么我的胸部比别人的大？为什么我会有出血？她跟其他同学都不一样，于是就不愿意跟同学玩，尤其是月经期间她可能会把衣服弄脏，她可能不好意思在学校用卫生巾，孩子的心理就会受到极大的影响，最终孩子的身高也会受到影响。别看她现在比同龄人高，这只是发育比较早而已，等同学们正常长高的时候她却不再长了，最终她的身高也只有150cm左右了。那么，下丘脑宫中的皇太后为什么会

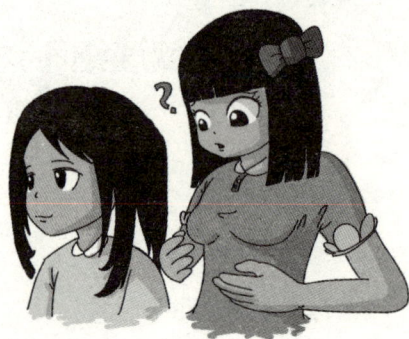

下丘脑宫的皇太后本来应该等待到女孩8岁以后再逐渐掌权执政，但在女孩刚刚6岁的时候就着急发号施令了。

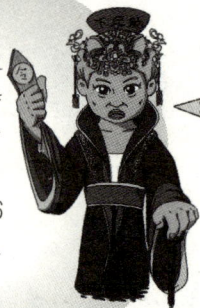

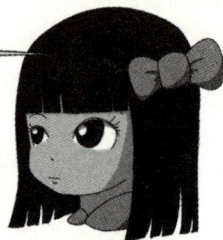

着急呢？有的是皇太后本身的原因，如她是个急脾气；有的是受到了一些威胁，如她所住的下丘脑宫出现了肿瘤君（下丘脑错构瘤、下丘脑胶质瘤等）；也有的是由于受到了外伤，吓到了皇太后。

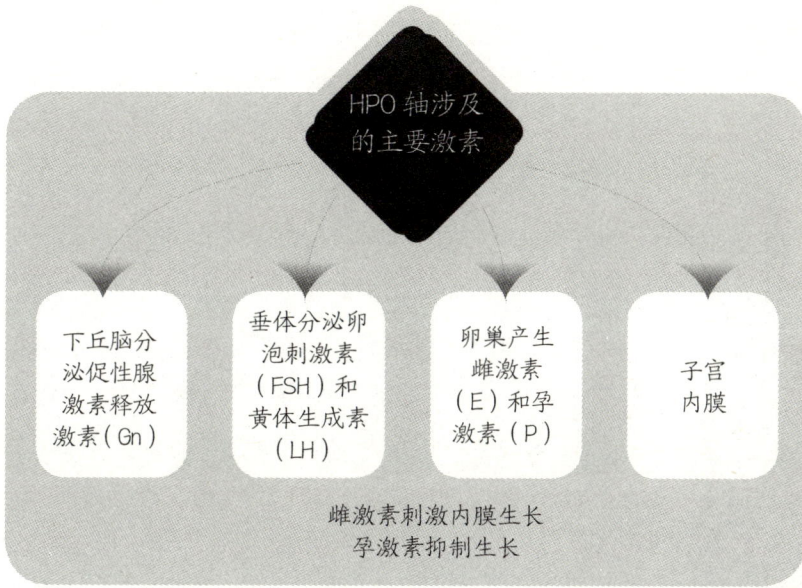

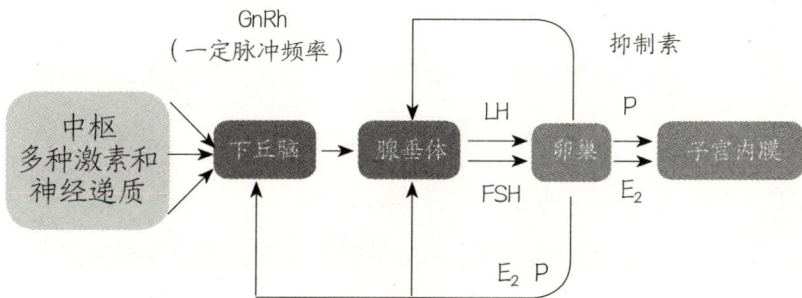

HPO 轴涉及的主要激素

下丘脑分泌促性腺激素释放激素（Gn）

垂体分泌卵泡刺激素（FSH）和黄体生成素（LH）

卵巢产生雌激素（E）和孕激素（P）

子宫内膜

雌激素刺激内膜生长
孕激素抑制生长

GnRh
（一定脉冲频率）

抑制素

中枢多种激素和神经递质

下丘脑

腺垂体

卵巢

子宫内膜

LH

FSH

P

E₂

E₂ P

因此，一旦发现女孩在8岁之前有了乳房的发育甚至阴道出血，一定要及时检查，寻找原因，及时给予治疗，使后宫趋于稳定。

经期前总爱发火——经前期综合征

今天晨会经理又发火了，而且是毫无理由地发火，大家也没犯错误。略懂医术外加有点八卦的小李掐指一算，若有大师模样地告诉大家："我知道为什么经理发火了，因为她快来月经了！"

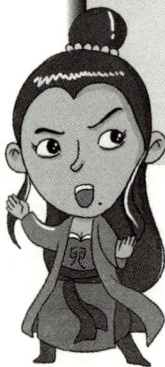

的确，她确实是因为要来月经的缘故，每到月经前就会出现易怒的情绪，自己难以控制，一点小事就要大喊大叫。其实，这属于一种病，叫经前期综合征，与女人的内分泌密切相关。

从前面的讲述，我们了解到卵巢是要做工的，会分泌雌激素、孕激素，而且知道她会按照相应的规矩办事，该分泌什么就得分泌什么，不能乱套，否则就会导致内分泌失调，引发疾病。雌激素除了滋养后宫系统外，对全身各个系统都有作用，如皮肤、身材等。今天咱们再进一步看看雌激素、孕激素的作用。雌激素可以使头发光泽亮丽，骨骼强壮有力，心脏年轻有活力，情绪稳定可控制。在一个月经周期中，卵巢分泌雌、孕激素是有增高和降低过程的，每个周期会周而复始，当激素分泌减少时，一部分敏感的人就会出现不适用的症状，比如情绪不稳定、注意力不集中、头痛、背痛等不适，月经期过后即可恢复。等到了下一个周期时就又重复出现。

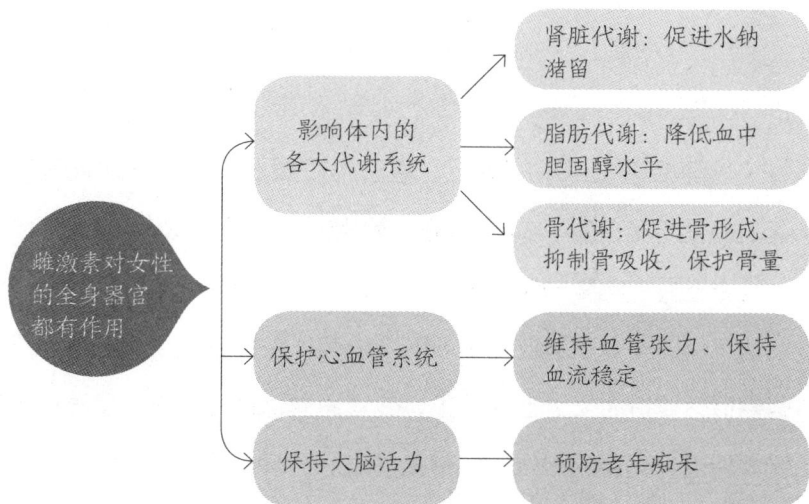

小小的激素影响可是大大的。如果出现像那位女经理的情况，就要有意识地自我调节一下情绪，也可以按照医生的处方补充一些女性激素，不让身体内激素产生高高低低过大的变化，慢慢就会缓解的。

如果有女老板借经前期综合征为理由对大家发脾气，那你得掐指算一算她是不是每个月到了这个时候都有这种反应，如果没有这种规律，那你可不能信她的，也许她就是暴脾气，只是拿这个病来当挡箭牌的。

皇宫的装修乱象——月经过多

每个月随着选妃盛事的进行，皇宫内按照要求一遍一遍地装修布置，这是循规蹈矩的事，拆除旧的一般用时3~7天，装修新的历时20多天，月复一月，年复一年。但是每个行业也会出现一些乱象，装修这个行业也不例外，有不听业主吩咐的，也有不按业主要求干活的，不让拆时偏要拆，要拆时又迟迟不动工，或者懈怠、拖拉工作。皇宫也不例外，皇太后也有无奈的时候，尤其在皇太后初掌政权和年纪大了政权不稳时，这种情况就更容易发生了。

如烟姑娘今年14岁，本是一个漂亮活泼的女孩，可最近面色苍白，整天无精打采，原来是因为她一年前开始来了月经，但总是不规律，有时候半个月来一次，有时候两个月来一次，但出血一般不

月经过多
的原因

排卵障碍性的异常
子宫出血

如果宫腔有黏膜下
肌瘤、严重的子宫
腺肌病，也可能大
出血

若大出血了，要急
诊去医院

如烟姑娘今年14岁，本是一个漂亮活泼的女孩，可最近面色苍白，整天无精打采的。

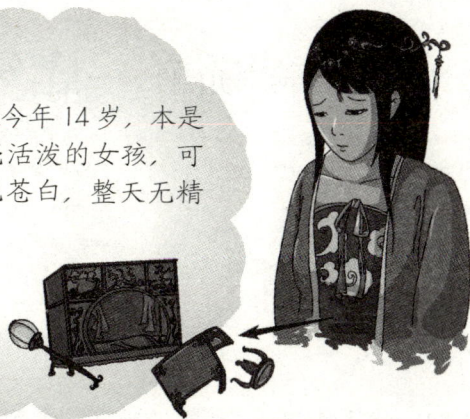

多，可这一次月经血已经出了一个多月了还是没有完，她的后宫怎么了？

原来是皇太后初掌政权，还不稳固，发号的施令也就没那么大震慑力，皇后不听话，嫔妃不出宫，皇宫的装修布置也就跟着乱了，为了稳固皇太后的政权，如烟的妈妈带她去请了外援——医生，对症施药、平叛内乱、稳固政权，彰显了医生的职责——维持治安！

在皇太后政权稳固的时候会有这种乱象吗？也是有的！因为这个时期也会有意外发生，如皇宫里生出怪异的东西，床铺不平了，装修布置的工作也不好干了，这是怎么回事呢？还得请高人出马，听说过悬丝诊脉吧，即通过一根缠在手腕上的细丝就能探知脉象。现代也有高人，发明了置镜探病，这皇宫的大门那么紧，又那么神秘，可不是什么人都能看见的，医生发明了宫腔镜，通过一根很细的镜子进入皇宫一探究竟，看看是长了内膜息肉还是子宫肌瘤，或是什么更怪异的东西，一探便知，从而可以对症施治。

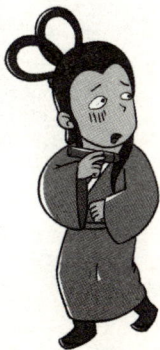

多么痛的领悟——痛经

月经的出现是女孩生殖系统成熟的表现，表明女孩体内的后宫系统开始掌权，并趋于稳定。但是随着月经的出现，女孩又多了一种痛——经期痛，也叫痛经，即在月经期出现的下腹痛，疼痛程度因人而异，有的人会痛得死去活来，月经那几天什么也干不了，不吃止痛药感觉过不去了，也有的人会出现恶心、呕吐、腹泻等胃肠道症状，还有的人会出现头痛、头胀等不适，这是为什么呢？

月经的由来是子宫内膜受到性激素周期性调节，定期脱落出血所致。人是由细胞构成的，子宫内膜也是由子宫内膜细胞构成的，子宫内膜的细胞受到孕激素的影响会分泌一种叫前列腺素的物质。说起前列腺素，有人会问："前列腺不是男人才有的器官吗？"

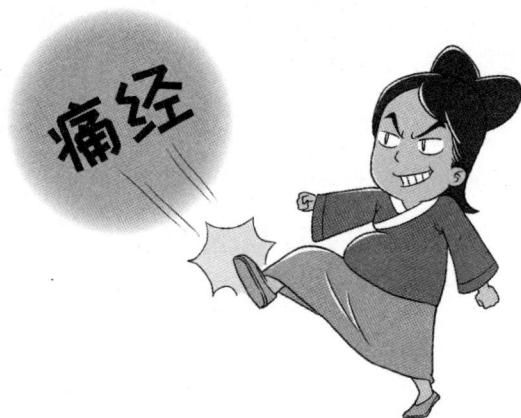

痛经

怎么女人也有前列腺素？

这要从发现这个物质的开始说起，人类最初是在精液中发现这种物质的，所以就认为这是由前列腺分泌的，于是就起名叫前列腺素。但是，后来发现这种物质在人体内分布很广泛，全身很多细胞都可以产生前列腺素，而且发现前列腺素有许多种类型，不同的类型在人体中的作用还不一样，于是命名了前列腺素A、B、C、D、E、F、G、H、I等。

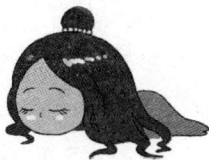

子宫内膜细胞会产生的一种叫前列腺素F的物质，它在子宫局部的作用会使子宫肌肉收缩，强烈的收缩会使子宫血管痉挛，造成子宫缺血、缺氧，导致疼痛感觉的出现，过多的前列腺素还可以进入到血液系统，不仅可以影响胃肠道，导致胃肠道肌肉收缩，出现恶心、呕吐的反应，而且还会影响脑血管，导致脑血管痉挛，从而出现头痛。

当然，不是所有的人都会出现痛经，医生从不痛经和痛经两组人群中取月经血和子宫内膜，发现痛经人群的经血和内膜中含有的前列腺素物质更高，具体为什么会高，原因尚未明确。也许随着医学的进一步发

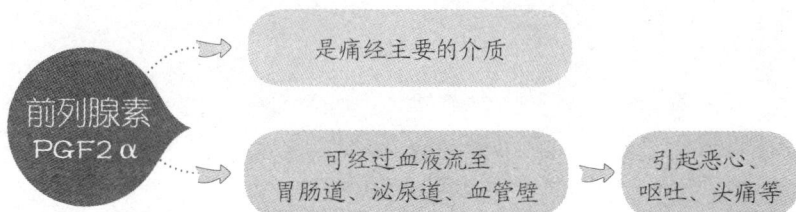

前列腺素
PGF2α

→ 是痛经主要的介质

→ 可经过血液流至胃肠道、泌尿道、血管壁 ⇒ 引起恶心、呕吐、头痛等

展，研究人员会告诉我们答案。

不知道为什么会高，但知道它高了会导致痛经，因而也就知道了治疗的方法，如通过服用对抗前列腺素的药物来帮助缓解疼痛，我们日常服用的布洛芬就属于这一类药物。

还有要提醒大家的是，不是所有的痛经都是前列腺素导致的，还有一部分痛经是由于子宫内膜炎、子宫内膜异位症或者精神因素引起的，要到医院检查后明确诊断了再用药。另外，还有误把宫外孕的异常出血和疼痛当成痛经对待而耽误治疗的，因此出现了问题，最好去医院咨询专业的医生。

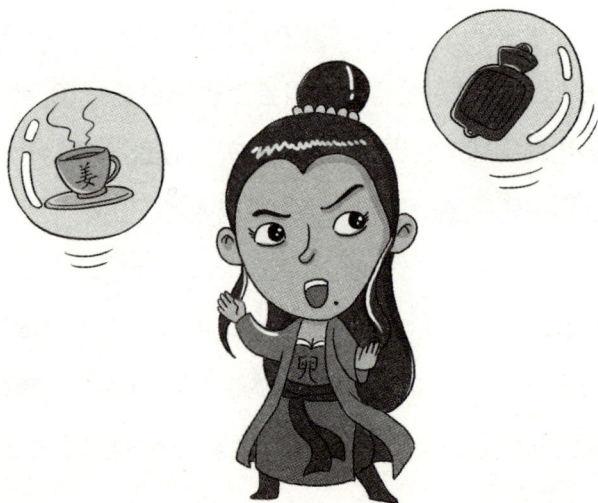

盲目减肥惹的祸——节食闭经

　　"芙蓉面，杨柳腰，无物比妖娆"，小芳每每读到古文中这样的句子都会艳羡不已。但反观自己，却是个"女汉子"的形象，在追求骨感美的今天，芳龄二十、青春年少、追求美丽的她怎么会甘心呢？于是，小芳开始下定决心减肥。终于，功夫不负有心人，她的体重由原来的63千克减到现在的42千克，加上自己本不低的身高，这一出门，回头率顿时增加了不少。

　　可是小芳近来身体却出现了一些不适，每次吃多了就催吐，因为减肥习惯了少吃，如今根本吃不了几口就吃不下去了。最担心的是随着体重的减轻月经也跟着销声匿迹了，她心里慌慌的。有一天，她忽然做了一个奇怪的梦：

　　梦中是在一个温暖的世界，有一位老婆婆轻轻拉着她的手走进了一座宫殿。这座宫殿看上去富丽堂皇，可仔细一瞧，来来往往的宫娥都面容憔悴，内外庭院也无人打扫，这是怎么回事呢？老婆婆见她面带疑惑，就向上一努嘴。小芳一看，上面端坐着一位端庄的妇人，老婆婆介绍说这位是下丘脑皇太

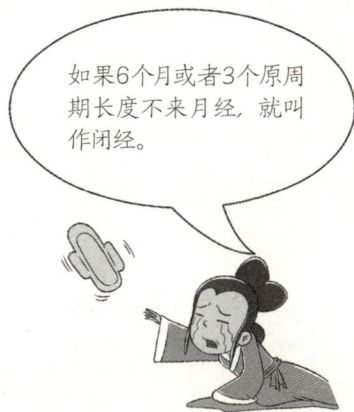

如果6个月或者3个原周期长度不来月经，就叫作闭经。

后，她是后宫的最高统治者，不仅掌管着人的摄食感觉和饱腹感觉，而且还分泌促黄体生成素释放激素，促黄体生成素释放激素再进一步刺激皇后垂体分泌黄体生成素和卵泡刺激素，这两种激素共同刺激卵宫发育，月经来潮。

小芳此时似有所悟，但还是没太明白。老婆婆笑着看了看她，语重心长地说："当人发生厌食或者主观上强制性要求减少进食时，大脑皮层就会发生功能紊乱，进一步影响后宫功能，使黄体生成素和卵泡刺激素分泌不足，卵宫分泌的雌激素和孕激素也减少，结果就会发生闭经。""啊？闭经！"小芳不禁叫了起来。

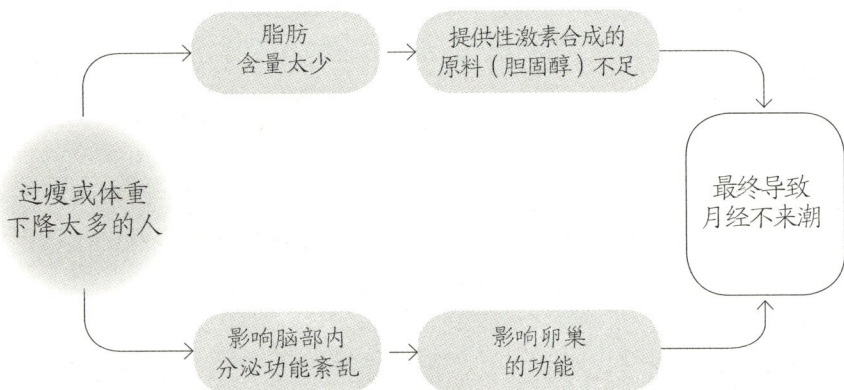

过瘦或体重下降太多的人 → 脂肪含量太少 → 提供性激素合成的原料（胆固醇）不足 → 最终导致月经不来潮

过瘦或体重下降太多的人 → 影响脑部内分泌功能紊乱 → 影响卵巢的功能 → 最终导致月经不来潮

这一叫，她立刻醒了。但梦里的一切仿佛还浮现在眼前，她若有所思，终于喃喃自语地说："唉，看来节食减肥是不行的！"当天，小芳就去看了医生，果然和梦中老婆婆所说的一样。从此，她听取医生的建议，合理饮食，适当运动，虽然没能成为她向往的"A4腰"，但她明白了，健康比什么都重要！

减肥要适度，健康最重要，奉劝那些爱美的女生们，要正确理解健康和美丽！

皇宫内的问题——子宫性闭经

前面我们知道了过度减肥可以造成闭经，现在咱们就来说说流产后的闭经。有的人会问，流产也会大出血吗？那倒不至于，但是有的人流产后也不来月经了，这又是哪里出了问题呢？

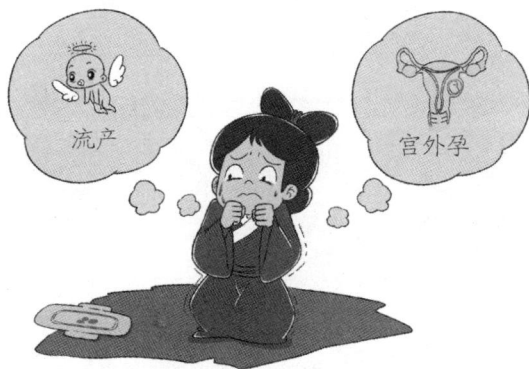

人工流产就是使用负压装置通过一条小管子把已经定居在宫腔内的孕囊吸出去，同时被吸走的还有一部分子宫的内膜，也就是把皇上和卵妃的结合体及舒适的床铺一同清了出去。不过人体的后宫通过有序的调节，一般在下一个月就又会恢复正常的月经，新一轮的选妃、铺床就又开始了。但是有的人却不这样，床铺被清理后裸露出了床底和房顶，这部分人的皇宫内就出现了变化，上下粘在了一起，没有办法再进行新一轮的铺床，纵使有皇后的指令、卵妃的出阁，也能把皇宫装修一新了，但还是会导致闭经。

月经变少
的原因

▶ 刮宫损伤子宫内膜或者宫腔粘连，引起月经少，而卵巢功能正常。这样的话，如果没有生小孩的需求，可以不用治疗。如果还想生，那么需要做个宫腔镜检查，再配合长内膜的激素治疗

▶ 放了含孕激素的药环，抑制了内膜的生长，月经量变少。这种情况一般不需要处理

▶ 卵巢功能衰退，月经明显变少，多数还可能合并有绝经相关的症状。那么，就需要激素治疗，不然比正常的绝经对身体的危害更大

因此，一定要做好避孕，减少不必要的流产。流产有风险，选择需谨慎！

流产后注意事项：

- 注意休息，莫劳累，不要急着去上班，一般有2周的病假。
- 注意观察下腹痛和阴道流血的情况，有状况及时就诊。
- 如果无明显不适，多数在2周后复查，以了解恢复情况。
- 可以洗澡，但需要淋浴，不能盆浴，避免发生感染。
- 1个月内不要有性生活，让生殖器官好好恢复。
- 如果想再要孩子，最好等3~6个月后再说。

关爱生命，关爱自己。要么生下来，要么避孕！

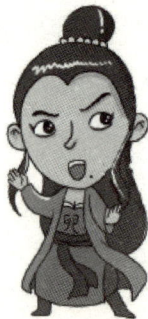

皇太后的问题——下丘脑性闭经

公司里一项接着一项的任务接二连三地压下来，时间紧迫，任务繁重，压得刘玉喘不过气来，一连几个月的加班，让刘玉已经忘记了自己还是一个女人，好像连着3个月都没有来过月经了，最后一次月经是什么时间自己也搞不清楚了，于是就去医院进行详细的检查。

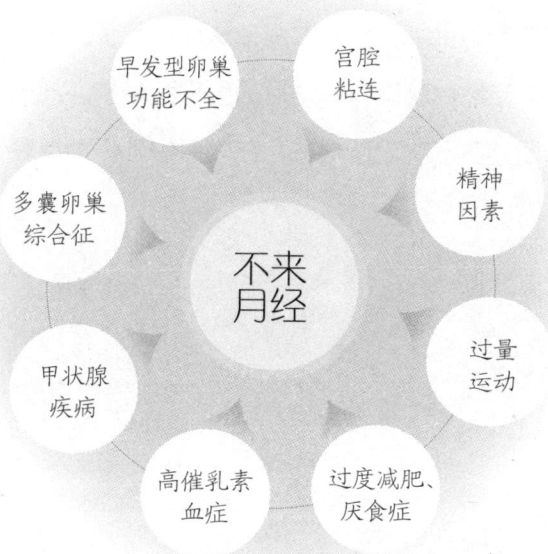

早发型卵巢功能不全

宫腔粘连

精神因素

多囊卵巢综合征

不来月经

过量运动

甲状腺疾病

高催乳素血症

过度减肥、厌食症

如果有以上方面的问题，需要内科内分泌专科的医生帮忙一起治疗。

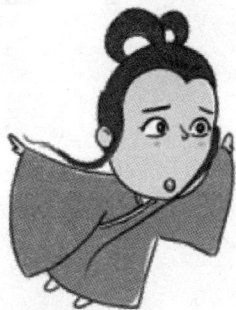

　　医生对刘玉做了一系列的检查后，确诊为下丘脑性闭经，其实就是她体内后宫系统里的皇太后出了问题。

　　皇太后的权利大，职责也大，她不仅负责整个后宫，还负责全身好多系统的问题，起到统领协调的作用。对于一个人来说，生命是最重要的，没有了生命一切也就归零了，在生命面前，花容月貌、曼妙身姿都是次要的。这就好比一个国家，如果战事频发，国库银子肯定都得用于战备，后宫的花销就得控制了，否则国都灭了，哪里还有后宫？

　　刘玉近期由于工作压力太大，为了生存必须努力地加班干活，全身各个系统都在为工作备战，休息的时间很少，所以下丘脑皇太后就把劲用在筹备生存上了，暂时截断了供给后宫的银两，从而导致了卵巢宫暂时的萧条，没有卵妃出阁，当然也就没有每个月的皇宫装修了。刘玉这才恍然大悟，于是就努力调整自己的工作状态，在以后的工作中尽量劳

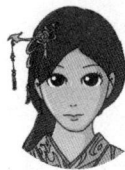

> 下丘脑性闭经，其实就是她体内后宫系统里最高的皇太后出了问题。

人在经受打击、极度悲伤、紧张、压抑或者环境大变等情况下 → 大脑会发出一些信号，停止体内某些不影响生命的器官功能活动 → 这种情况需要医生耐心询问病情，结合激素检测的结果做出判断 → 治疗首选要帮忙缓解精神的压力，适当用点雌孕激素

这其实是对身体的一种保护，却可能给卵巢错误的指令，停止雌孕激素的生产

逸结合，放松心态，身体也就逐渐恢复了正常。

影响下丘脑，导致下丘脑性闭经的原因除了紧张或者焦虑的情绪，还有节食、运动的原因。这又是怎么回事呢？

爱美之心人皆有之，为了减肥，女人们可是想尽了一切办法，节食就是最常用的方法之一。只要确确实实地做到有效节食，减肥效果还是很满意的，当体重下降很满意的同时可能会出现另一种不满意的结果，那就是闭经，下丘脑对体重急剧下降是很敏感的，1年内体重下降10%左右，即使剩余的体重仍在正常范围，也会引起闭经，如果体重减轻10%～15%，或体脂丢失30%时将会出现闭经。大家可以根据自己现在的体重算一下自己一年内减重不能超过多少，超过了就有可能出现闭经的。更严重的如果出现了神经性厌食，则可能会危及生命，这可不是单单后宫这一点小问题了。所以减肥的女生们，先给自己做一个合理的减重目标再进行吧。

说到运动会导致闭经，是不是让那些不爱运动的美女们心头一喜呢？其实这里说的运动导致闭经是指大负荷的运动，长期剧烈的运动或者芭蕾舞、现代舞等训练容易导致闭经，其原因可能与长期剧烈的运动导致身体脂肪减少，肌肉和脂肪的比例增加有关。

看了上面的介绍，想必大家应该会明白：凡事都要有度，超过了这个度，就叫过度，过度就会带来事与愿违的结果。

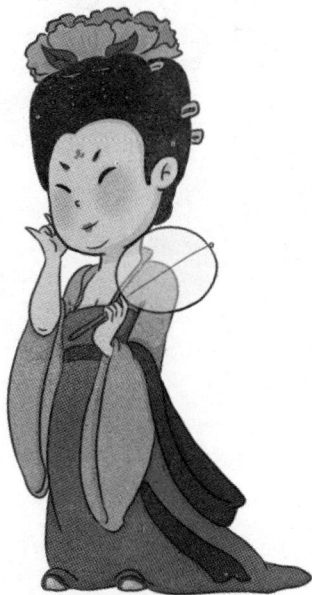

杨贵妃

第二章 与月经相关的疾病

诊断闭经的思路

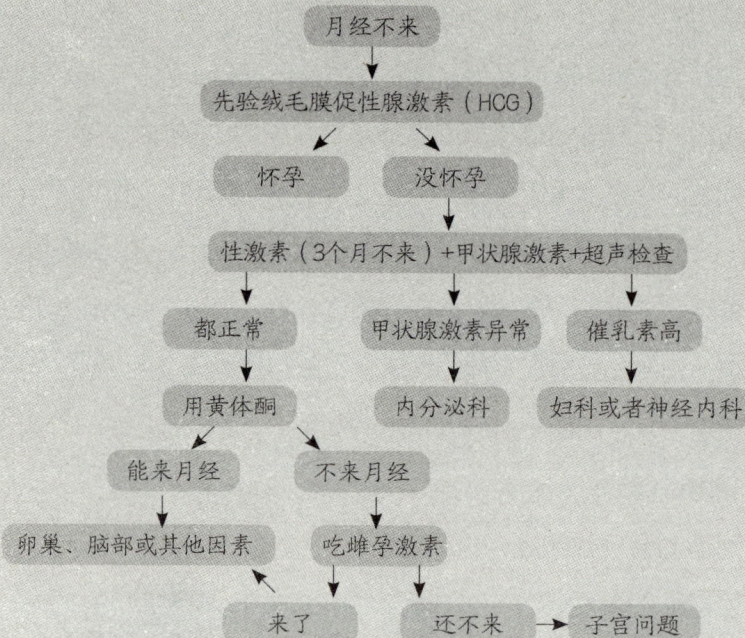

月经不来

↓

先验绒毛膜促性腺激素（HCG）

怀孕　　　没怀孕

↓

性激素（3个月不来）+甲状腺激素+超声检查

都正常　　　甲状腺激素异常　　　催乳素高

↓　　　　　↓　　　　　↓

用黄体酮　　　内分泌科　　　妇科或者神经内科

能来月经　　　不来月经

↓　　　　↓

卵巢、脑部或其他因素　　　吃雌孕激素

来了　　　还不来　→　子宫问题

失而复得未必好——绝经后出血

　　胖姨今年54岁，是个富态的胖太太，水桶腰，高胸脯，大肚翩翩，人们都夸她长得像有福之人。前几年日子紧，两个儿子都娶了媳妇、买了房，胖姨逢人就说："好日子才开始喽!"胖姨也非常珍惜现在的生活，每天都吃肉喝酒，本来就肥胖的身材，如今又胖了一圈，患高血压好多年了，她也不在乎，血糖、血脂从来没有检查过，也不忌口，只是自己随便吃点降压药，每日享受着酒肉，幸福得不亦乐乎!

　　胖姨已经绝经5年了，可最近阴道又有出血了，胖姨觉得自己还能来月经，证明自己还年轻，但是出血跟以往来月经的时候不一样，时多时少，总是出不尽，有时肚子还胀胀的，头也总是感觉晕，老是想喝水，感觉口干，儿媳妇陪她去医院做了检查，诊断为高血压、糖尿病、高脂血症、子宫内膜癌。这犹如晴天霹雳，把一家子吓坏了，这么健壮的胖姨怎么会患子宫内膜癌呢?

　　不急，让我们走进胖姨的身体，慢慢解读她的后宫发生了什么变化!

　　大家知道，后宫由下丘脑皇太后掌管，垂体皇后主要负责各

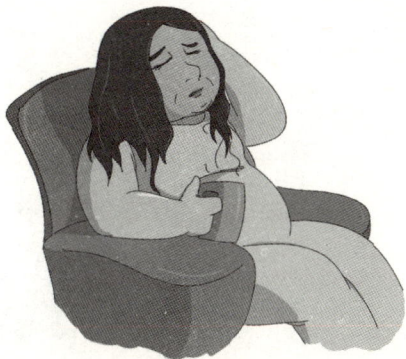

项工作，皇宫每个月要铺床，迎接新主子的到来，胖姨绝经了，卵宫内没有妃子了，可是由于她患有肥胖、高血压、糖尿病，刺激体内仍有雌激素产生，给下丘脑皇太后的错觉是胖姨还年轻，于是就依然命令给皇宫铺床，5年多没有嫔妃入住，体内没有孕激素，皇宫内的宫女们一直在缓慢地铺床，可没有得到撤被子的指令，天长日久被子坏掉了、变质了，也就是出现了癌变。

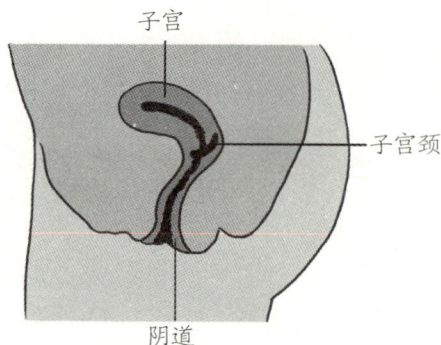

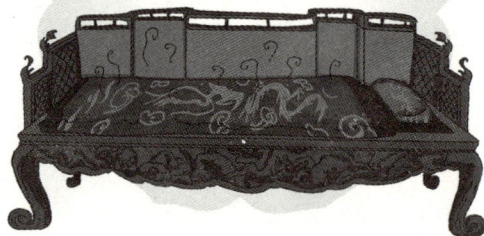

子宫内膜癌是绝经后妇女最常见的妇科恶性肿瘤之一，尤其是肥胖、高血压、糖尿病的患者，绝经后要每年做一次体检，有异常出血时，一定要及时检查。还要注意调整生活方式，保持健康的生活方式，珍惜我们的"好日子"！

天长日久被子坏掉了、变质了，也就是出现了癌变。

异常子宫出血（AUB）分类
（按发病原因的新分类系统PALM-COEIN系统）

AUB

器质性改变 AUB

子宫内膜息肉（AUB-P）

子宫腺肌病（AUB-A）

子宫肌瘤（AUB-L）

子宫内膜恶变和不典型增生（AUB-M）

现有影像学技术或组织病理学尚无法确诊AUB

全身凝血相关疾病（AUB-C）

排卵功能障碍相关（AUB-O）

子宫内膜局部异常（AUB-E）

医源性AUB（AUB-I）

未分类AUB（AUB-N）

子宫内膜癌筛查

B超检查为常规筛查方法。如果子宫内膜偏厚，或有宫腔占位，尤其是绝经后的内膜增厚，更要警惕。另外，还可以结合CA125（一种肿瘤标志物），或一些常见的致病基因检测来联合筛查。

第三章

与卵巢功能相关的疾病

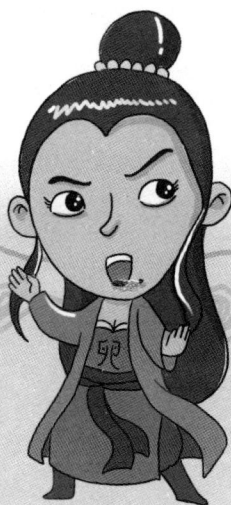

不愿面圣的众多嫔妃——多囊卵巢综合征

表妹丽丽30岁，身高160cm，体重90kg，体重指数BMI高达35.1kg/m²。大家知道，正常的BMI是18.5~23.9kg/m²，大于24kg/m²是超重，大于28kg/m²就是肥胖了。由此可见，丽丽已经属于严重肥胖。这些日子，丽丽的后宫里正乱成一团，让我们去看看发生了什么。

BMI (kg/m²) 范围	中国人	欧美人
偏轻	≤18.5	≤18.5
正常	18.5-23.9	18.5-24.9
超重	24.0-27.9	25.0-29.9
肥胖	≥28.0	≥30.0

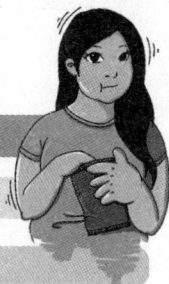

丽丽自幼喜欢吃零食，喜静怕动，属于胖嘟嘟可爱型的女孩，25岁时与十分疼爱她的老公结婚，婚后夫妻恩爱，甜蜜幸福。加之婆婆心疼儿子，夫妻俩从不做饭，生活上没有压力。结婚3年，丽丽的体重由70kg上升到90kg，可爱的造型变成了健壮的造型。她的月经在婚前就不太规律，三个月来一次，或两个月来一次，如今更是犹如捉迷藏，

三五个月不见月经来一次，每次都需要服用药物黄体酮才能来月经。丽丽的胸部倒是十分丰满，但奇怪的是乳房上长出了几根长长的毛，肚脐下正中线上也长出了很多毛，面部的胡须好像也比以前明显了，于是就去求助医生。

医生与她一见面，看到她脸是圆的，脖子后面是黑的，好像没有洗干净一样。丽丽哭诉道："原来那么爱美，现在都不敢照镜子了。不过，这还不是主要的，主要的是结婚3年了，还没有给婆家添一男半女，公公婆婆虽然嘴上不说，但明摆着不高兴了。我也急呀，可就是不知道原因出在哪里了。"后来经过检查，医生说丽丽得了多囊卵巢综合征，这是怎么回事呢？

作为后宫的最高主管，下丘脑皇太后发号施令，命令垂体皇后督促卵宫的嫔妃们做女工，产生雌激素，以供养整个后宫系统。本来是要求嫔

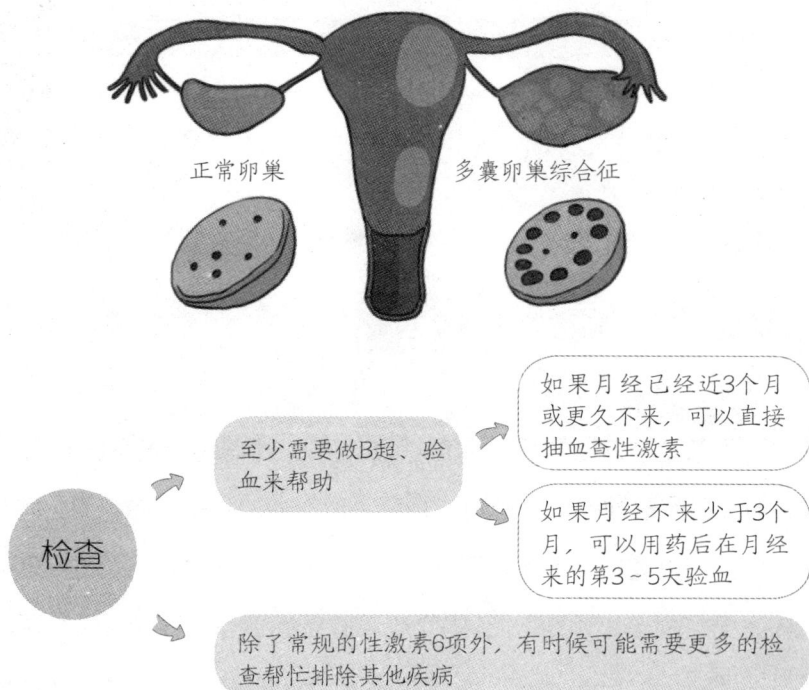

正常卵巢　　　　多囊卵巢综合征

检查

至少需要做B超、验血来帮助

如果月经已经近3个月或更久不来，可以直接抽血查性激素

如果月经不来少于3个月，可以用药后在月经来的第3~5天验血

除了常规的性激素6项外，有时候可能需要更多的检查帮忙排除其他疾病

妃们早做准备等待每个月的大选，可丽丽的卵宫里准备候选的嫔妃不少，但就是没人出来面圣，也不知是她们相互谦让还是生了什么怪病，不愿出来。不出来面圣也就罢了，她们还不好好做工，把原本产量很小的雄激素当成了主攻方向，产生了过多的雄激素，打扰了垂体皇后的工作。

雄激素主要促进阴蒂阴唇、阴阜的发育和阴毛腋毛的生长，而只有雌激素才能供养卵宫。由于雌激素减少，卵宫的营养无法保障，嫔妃们个个营养不良，日渐憔悴，素面朝天，衣不蔽体，她们只能躲在卵宫里伤心难过，都不敢出来面圣。虽然后宫佳丽三千，但都不愿去面圣，下丘脑皇太后也没了办法，每月一次的选妃就成了"空头支票"。没有了排卵自然也就不会来月经了，更不会怀孕了。另外，由于雄激素增多，性毛被滋润，因此胡须也不甘落后地长了出来，最后腹部和乳房上也会长出毛来。雄激素多，食欲好，脂肪堆积，因而人就会越来越胖。

是什么原因导致出现这样的结果呢？有的人是先天遗传所致，也有的是后天所得，就像丽丽是由于不良的生活方式造成的。面对丽丽的痛苦，我们不能视而不见，如何拯救丽丽的后宫呢？

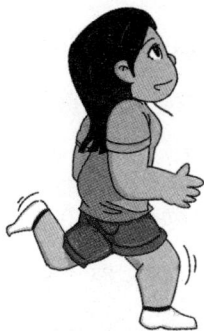

1 ▶ 建议减少主食的摄入，不吃高热量的食物，如碳酸饮料等，少吃脂肪。

2 ▶ 加强运动锻炼，争取能够把体重减到正常范围内，因为这样会极大改善体内的代谢和内分泌问题，有助于病情的控制。

3 ▶ 有些患者体重指数恢复正常后，能够自行恢复排卵和月经周期，生育问题和代谢问题都能很好地改善。

嫔妃不足——卵巢早衰

菲菲今年35岁了，前几天跟老公生气了，心情不好，情绪低落，老是莫名心烦，浑身疲惫，没有力气。菲菲租了个门店卖化妆品，雇了个店员一起打理，生意一般，不是很累，晚上回到家，老公总是缠着她，要过性生活，她实在没有情绪。为了这事，两人总是生气。菲菲觉得老公不考虑她的感受，不心疼她，老公却觉得她有问题，年纪轻轻就"性冷淡"。

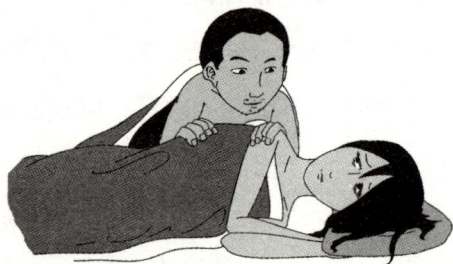

不仅如此，菲菲工作一天后，只想好好睡一觉，可是晚上偏偏又睡不着，睡眠质量差，数绵羊数了上百只，却越来越清醒，开点中药调理一下，停药没几天就又睡不着了。自己是卖化妆品的，什么好的化妆品都用了，可还是遮不住脸上的色斑，按理说三十多岁正是女人最美的少妇年龄，身材应该是婀娜多姿、曲线优美，可菲菲却瘦得看不到胸，只能带厚厚的胸罩。孩子9岁了，两人商量准备要二胎，备孕好多年却不见成功。最可怕的是，最近月经也不规律了，一年来上三四次，每次要靠吃黄体酮才能来。经人劝说，菲菲最终去医院做了检查，医生推断她是卵巢早衰。

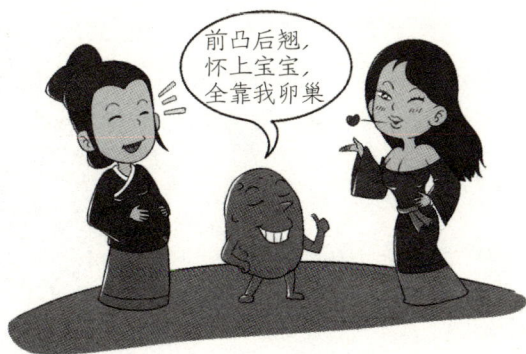

前凸后翘,
怀上宝宝,
全靠我卵巢

菲菲35岁的年龄,怎么会卵巢早衰呢?首先来看看菲菲的身体状况:菲菲是素食者,平时不吃肉,也不爱运动,身高155cm,体重42kg,BMI 17.5kg/m^2。贫血,面色蜡黄,性功能减退,脾气不好,情绪低落,月事不规律……这些本应该是50岁阿姨才有的症状,为何会出现在菲菲这个35岁女人身上呢?这是因为菲菲的后宫,发生了极可怕的变化。

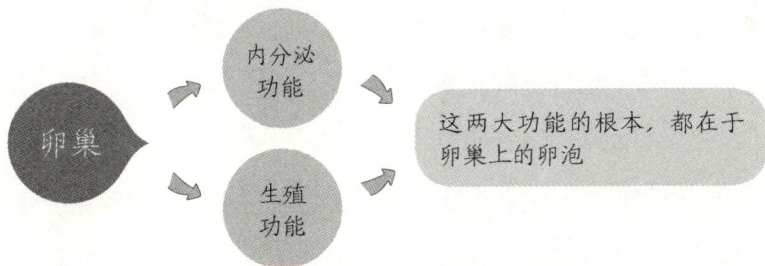

卵巢 → 内分泌功能

卵巢 → 生殖功能

这两大功能的根本,都在于卵巢上的卵泡

菲菲一直素食,不吃肉,身体偏瘦,全身营养不足,自然后宫的营养就不好,导致卵宫里雌激素分泌不足,营养卵宫里的嫔妃们营养不良,卵宫由从前的富丽堂皇如今变得门楣不堪,嫔妃数量本身也不多,仅有的几个,由于缺乏雌激素的营养,生活紧缺,温饱都成问题,哪有精力和物力打扮自己,一个个都骨瘦如柴,又哪有什么心思面圣呢?

只能悄悄地待在卵宫里不出来，没有排卵，自然就不会来月经。没有雌激素，嫔妃们自觉难看，不出宫也不想见到皇上，皇宫自然分外安静；没有嫔妃光顾，皇上自己也独守空房，备感孤独。因此，菲菲性欲低下，害怕甚至讨厌老公的亲近。由于雌激素缺乏，皮肤也松弛了，没有弹性，气血运行不畅，长出色斑；雌激素少了，各脏腑功能也出现异常，所以脾气暴躁。此外，雌激素给心脏的支持也少了，所以心脏血管也不听话了，有时开心，有时抑郁，出现心烦、心悸。全身骨骼由于缺少雌激素，失去了其保护作用，从而导致骨骼会缺钙；没有雌激素，还会使掌管睡眠的褪黑素减少，所以会出现睡眠质量差，甚至失眠，全身都处于亚健康的更年期状态。

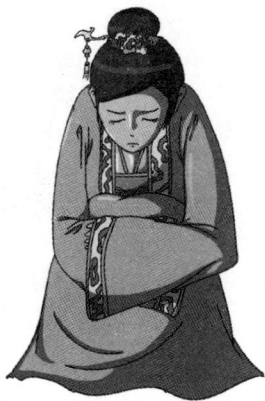

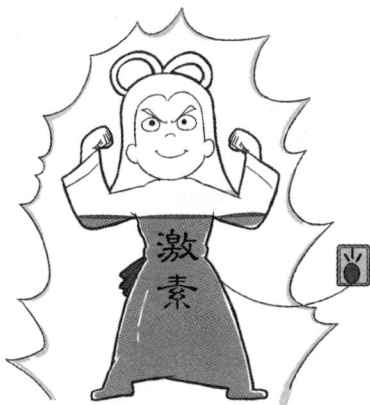

导致卵巢早衰的原因有很多，如先天性发育不良、自身免疫异常、手术、放疗、化疗、环境因素等。根据菲菲的实际情况，推断主要是由于菲菲太瘦，全身各个脏腑功能减退，包括卵巢功能减退。如果这样的状态持续下去，菲菲可能会出现更多疾病，如高血压、心脏病、骨质疏松、老年痴呆等。幸好她及时听人劝说去了医院，医生给出专业的治疗方案：给予雌、孕激素序贯疗法，再加上一些辅助治疗，如增加营养、加强体育锻炼，坚持调养一段时间就会慢慢好转。

日益萧条的后宫——更年期

一天，下丘脑皇太后坐镇后宫，垂体皇后坐在一旁陪着，两个宫女在身后侍奉着。可是皇太后和皇后都是一脸无精打采地样子，面容憔悴。看她们发愁的样子，众人都不知为何。原来是主人李大妈今年已经五十多岁了，本来她的卵宫一直在正常分泌雌激素，营养全身。可随着年龄的增大，李大妈的卵巢功能开始下降，去年已经绝经。而绝经后李大妈的卵宫便消极怠工，极少分泌雌激素，使雌激素水平降低，引起了后宫大乱，可能会有出汗、潮热、失眠等症状。如果李大妈能够适当调节，一般不会造成大问题。可是由于她没意识到自己已经进入了更

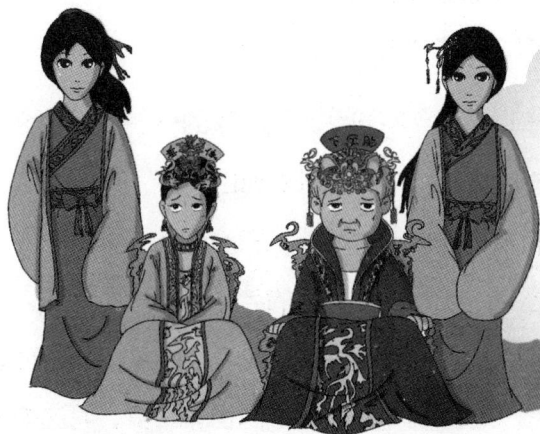

下丘脑皇太后坐镇后宫，垂体皇后坐在一旁陪着，两个宫女在身后侍奉着。可是皇太后和皇后都是一脸无精打采地样子。

第三章　与卵巢功能相关的疾病

51

年期，所以对此很在意，经常心烦意乱，有时还会出现头晕、头痛、耳鸣、情绪波动大、脾气暴躁、总生闷气，经常和李叔叔吵架。后来李叔叔就带她去医院看病，经过检查得知，是李大妈的更年期到了。李大妈听了医生的诊断，十分诧异，并摇摇头说："没想到更年期这么难过！"

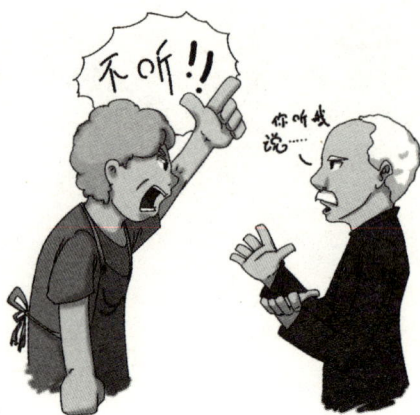

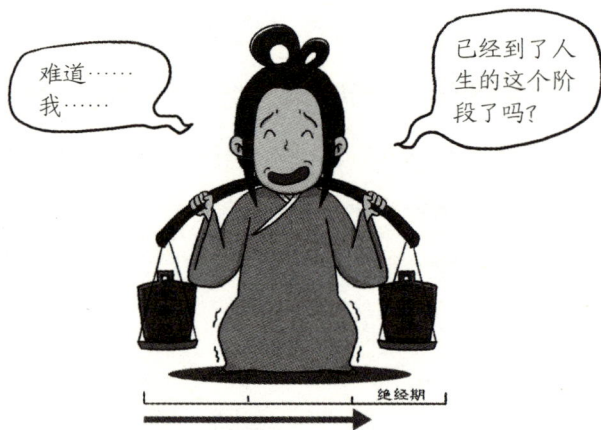

其实，李大妈这样的表现是更年期妇女比较典型的一些表现，这些症状有的会持续5年或更长时间。此外，远期表现也很多，有的老年人会出现阴道干涩、疼痛，有反复发作的阴道感染和泌尿系感染如尿痛、尿频、排尿困难等，反复感染，迁延不愈；有的老人出现骨质疏松，一不小心摔了一跤就骨折了；绝经后的老人由于糖脂代谢异常增加，患动脉硬化、冠状动脉粥样硬化性心脏病（冠心病）的也非常多。而这些都是因自主神经失调所致，归根结底也都是雌激素降低导致的。

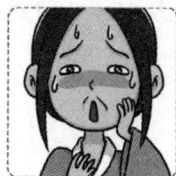
血管舒缩症状

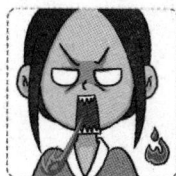
精神神经症状

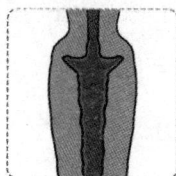
泌尿生殖道症

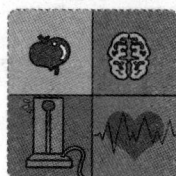
心血管问题

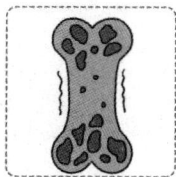
骨质疏松

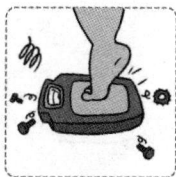
代谢的问题

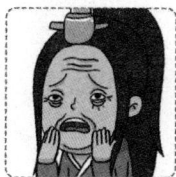
皮肤老化

那么如何安度更年期呢？首先要告知患者，更年期是一个女人必经的人生阶段，不是疾病，而是自然规律，就如花开花落，春去秋来，我们应当乐观轻松地对待，科学合理地缓解情绪，正视自身的年龄，坚持身体锻炼，健康饮食，增加日晒时间，预防骨质疏松。其次，根据缺什

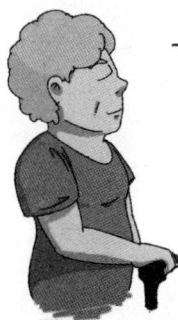

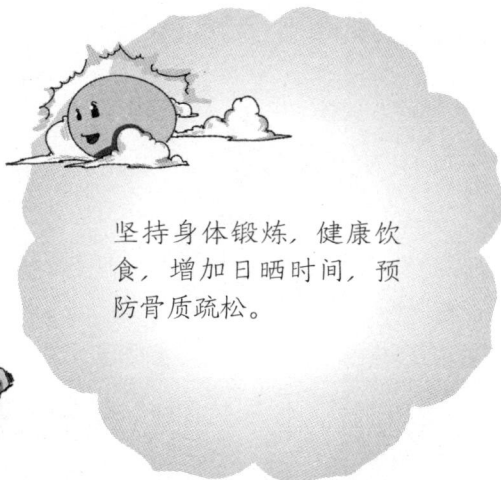

坚持身体锻炼，健康饮食，增加日晒时间，预防骨质疏松。

么补什么原理，在没有禁忌证的情况下，可以适当补充雌激素，让雌激素滋养身体，提高生活质量。

总之要保持积极乐观的心态，形成健康的生活方式，降低近期、远期并发症。

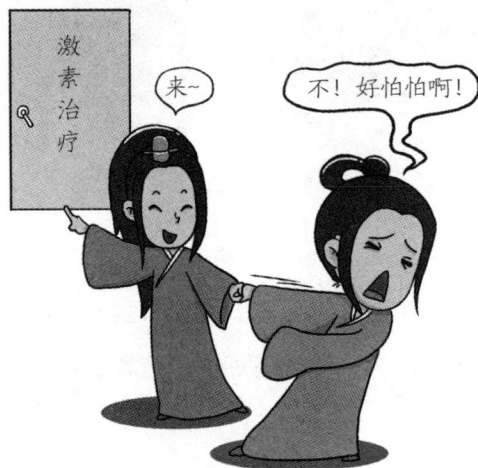

永葆青春的秘密——更年期的保健

　　下丘脑皇太后这日坐镇后宫，对镜自伤，真是红颜易逝，青春易老啊。皇后也附和着，是啊，自古来无论是古代帝王，皇宫后妃，还是美女艳星都想不老，想永葆青春，有什么办法能让皮肤光洁鲜亮，让身体永远健康呢？

　　宫里有一个小太监嘿嘿一笑，说这个秘密就在我们后宫里。众人一听，又是惊讶又是兴奋。只听得小太监娓娓道来。

　　历代君王想尽各种办法，寻求长寿不老丹，可是依旧没有实现。但我们仍要感谢各朝仙人的不懈努力，终于发现了女人不老的秘诀，那就是体内正常水平的雌激素。雌激素可以保持皮肤的光鲜，使肌肤不长皱纹，同时利于钙离子的吸收，保持骨密度，维持骨骼的韧性，预防骨质疏松，降低心血管疾病的发病率，稳定血糖，降低糖尿病的发生。

这个秘密就在我们后宫里。

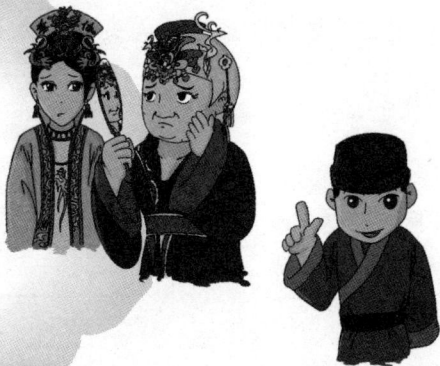

可考虑选择非激素的药物（植物药、中草药等） → 可以在一定程度上缓解绝经相关症状，但是效果都不如激素

建议不要用保健品 →
- 如果保健品有效，那么多数是添加了雌激素的成分；如果没有添加，基本无效
- 与其去用不可控的保健品，不如明明白白地使用激素

原来，女人到35岁之后体内雌激素水平开始下降，随着卵宫嫔妃的浩劫雌激素趋于低水平，因而会导致一系列健康问题。现代科学研究，适量补充激素，可以延缓改善这些症状，何时补充激素呢？最好掌握在"窗口期"，也就是在女神刚绝经的10年内或者60岁以内，这正是黄金期，而超过这个时期，一般不建议用激素补充治疗。

那什么情况下应该用激素补充呢？

（1）有血管舒缩症状，如没有缘由的轰热汗出，晚上潮热盗汗，情绪不稳定，没有缘由的哭闹、生气、抑郁，感觉生活压力山大，月经紊乱，睡眠障碍，失眠多梦等。

（2）与泌尿生殖道萎缩相关症状。有的人阴道干涩疼痛，排尿困难，难以启齿的性交痛，反复地阴道炎，迁延不愈等。

（3）预防绝经后骨质疏松。骨头脆了酥了，一碰就骨折。

不论是绝经综合征还是早发型卵巢功能不全的患者，一般伴有三大类症状
- 潮热、盗汗等血管舒缩症状
- 阴道干燥、性交疼痛等泌尿生殖道萎缩症状
- 低骨量及骨质疏松

一旦出现上面的症状，就要及早就医，让医生告诉我们是否需要用激素补充。但是，不是所有人都可以用激素来滋润干渴的身体，有些人是不可以用的。

1 已知或可疑妊娠。

2 原因不明的阴道出血。

3 已知或可疑患有乳腺癌。

4 已知或可疑患有性激素依赖性恶性肿瘤。

5 患有活动性静脉或动脉血栓栓塞性疾病（最近6个月内）。

6 严重的肝、肾功能障碍。

7 血卟啉症、耳硬化症。

8 已知患有脑膜瘤（禁用孕激素）。

慎用情况

有子宫肌瘤、子宫内膜异位症、子宫内膜增生史、尚未控制的糖尿病及严重的高血压、有血栓形成倾向、胆囊疾病、癫痫、偏头痛、哮喘、高催乳素血症、系统性红斑狼疮、乳腺良性疾病、乳腺癌家族史者。

卵妃衰老，请助一臂之力——骨质疏松

窗外，正值晚秋，树叶正随风飘舞，高医生正在出神，忽然门被"咣"地一下开了，美女护士雯雯慌慌张张地搀着一位妇人进来了。说她妈妈在上完卫生间后突然脚底打滑，摔倒了，手一托地，腕骨骨折了。高医生看了检查结果，发现她除了腕骨骨折还有严重的骨质疏松。雯雯一脸不相信地说："我妈妈一向身体硬朗，刚50岁，绝经一年，骨质疏松是不是来得太早了？"高医生一边安抚母女俩坐下，一边为她们普及了关于骨质疏松的知识。让我们也来听一听吧。

什么是骨质疏松呢？

骨质疏松是一种全身性疾病，我们的骨头就是一座房子的骨架，支撑着身体，如果骨量低和骨组织微结构受破坏，那么骨脆性就会增加并易于骨折。骨的新陈代谢，就像建筑工人在盖房子，通过破骨和成骨藕联活动，进行新陈代谢，自我更新重建。

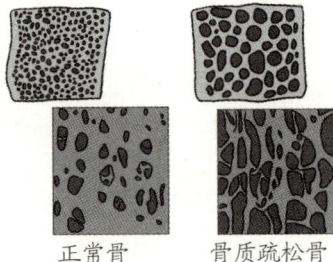

正常骨　　　骨质疏松骨

拆房子代表破骨一方，盖房子代表成骨一方，成骨转换过程中如果盖房子速度高于拆房子速度，骨组织就会增加，骨代谢处于正平衡状态，这种情况一般见于青少年。

如果盖房子和拆房子平衡，即骨代谢处于平衡状态，见于18～35岁者。

如果盖房子速度低于拆房子速度，平衡失调，骨代谢出现负平衡，骨组织量则减少，出现骨质疏松。

"那有什么办法可以医治或延缓吗？"雯雯迫不及待地追问。高医生笑了笑，递给她妈妈一杯水，又接着说："有一种神秘的东西可以起到延缓作用，那就是雌激素。"

雌激素在骨代谢中扮演什么角色呢？

原来，雌激素在女性骨代谢过程中，就像一个总工程师，抑制骨转换，增加骨强度，抑制盖房子的骨细胞凋亡，延长其生存时间，促进拆房子的细胞的凋亡，体内成骨细胞多了，骨头这座房子重建多于拆房子的，则骨密度增强，房子自然安然无恙，不会遭到拆房子的破坏。

女性体内的卵妃都是要做工产生雌激素的，当卵妃年纪大了，衰老了，做工也就少了，体内雌激素就会相应减少。如果老到不能工作，以至于雌激素缺乏，骨转化频率增加，拆房子的多于盖房子的，那么骨头这座房子就永远盖不起来了，最终就会发生骨质疏松。

既然雌激素有如此功能，我们为何不好好利用呢？当一个女人由成熟到衰老，卵妃渐渐衰老，做不了工，我们可以助她一臂之力——体外补充雌激素，让体内的雌激素持续在一个稳定的水平，发挥她对骨头的特殊功效。保护骨骼是一项持久战，在绝经早期甚至于围绝经期，及早使用疗效最好，用药时间在5～10年。当然，还可以体外补充钙剂，终身服用钙剂，给造骨头的成骨建筑工人以原料的支持。同时，由于维生素D这种阳光维生素参与钙磷代谢，是造房子不可或缺的原料，也是有必要一起补充的。

此外，骨质疏松与生活规律、饮食习惯也有密切关系，不挑食，营养均衡，多吃含钙丰富的食物，每天建议喝一杯牛奶、阳光照射2个小时，戒烟忌酒，坚持锻炼，增加骨的抗压能力和协调能力，这样才可以使我们身体强壮。

愿君永远认识回家的路——老年痴呆

"找到了！找到了！"当朋友圈里新的消息被刷屏时，我们都松了一口气。同事的母亲是老年痴呆患者，患病多年，一直小心看护，近日忽然走失，急得家人到处寻找，到第二日终于有好消息传来了，老人于一个十字路口处被找到了。

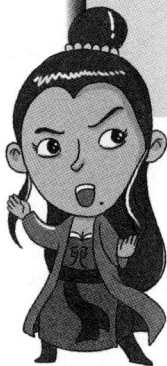

类似的事情还有很多，当人患有老年痴呆，就可能不认识回家的路，也不认识最亲的人。那人到老年为何会患上老年痴呆呢？让我们一起去揭开它神秘的面纱！

老年痴呆，医学上称为阿尔茨海默病（AD），是一种未明的原发性退行性大脑疾病，具有特征性神经病理和神经生化改变，起病隐匿，发展缓慢。

（1）记忆减退，对近事遗忘突出。

（2）判断能力下降，不能对事件进行分析、思考、判断，难以处理复杂的问题。

（3）工作或家务劳动漫不经心，不能独立进行购物、经济事务等，社交困难。

（4）对新的事物表现出茫然难解，情感淡漠，常有多疑。

中期表现

（1）远近记忆严重受损，时间、地点定向障碍。

（2）在处理问题、辨别事物的相似点和差异点方面有严重损害。

（3）不能独立进行室外活动，在穿衣、个人卫生以及保持个人仪表方面需要帮助。

（4）不能计算。

（5）出现各种神经症状，可见失语、失用和失认。

（6）情感由淡漠变为急躁不安，常走动不停。

后期表现

（1）已经完全依赖照顾者，严重记忆力丧失，仅存片段的记忆。

（2）日常生活不能自理，大小便失禁，呈现缄默、肢体僵直，最终昏迷。

那这种病有没有什么预防措施呢？能不能让老人永远认识回家的路和最亲的家人呢？研究表明，AD可能与雌激素缺乏有关，男女发病率比是1.5：3。

女性的大脑组织广泛分布着雌激素受体，雌激素的重要作用是与脑内多种神经营养因子及其受体共同调节神经系统的各项活动。如果把女性生殖系统看作后宫的话，那么到了老年期，卵妃功能减退，她的女工做不动了，所以体内分泌的雌激素就大大降低，甚至是零，大脑的神经无法获得营养，导致萎缩，无法正常工作，所以就会出现一系列认知功能的缺失。

科学研究证实：体外补充雌激素，可以使AD发病年龄推迟，也可以使AD患者的临床症状好转，尤其是记忆力、时间空间定向力和计算能力提高最为明显。长期低剂量的雌激素疗法，可以防止大脑海马回的萎缩，保护大脑功能，防治和延缓老年痴呆。

随着人口老龄化日益严重，预防老年痴呆责任重大，我们不妨多掌握一些相关知识，从我做起，积极做好预防工作。

1．针对老年性痴呆的发病规律进行预防

预防老年痴呆应从中青年做起。如养成良好的饮食习惯、休息习惯和用脑习惯，尽量避免患上一些慢性疾病，包括高血压、糖尿病，还应控制血脂、避免脑外伤等。

2．重视营养，均衡饮食

多食用"三高"（高蛋白、高维生素、高纤维素）食物和"三低"（低脂肪、低糖、低盐）食物，戒烟、戒酒。合理安排一日三餐，保证人体所需的营养成分，防止体重增加等。

3．坚持适度的锻炼，减缓大脑的衰老

经常做适度的有氧运动，可以增进循环系统健康，促进足够的氧气供应大脑，保持脑细胞代谢旺盛。手的运动对大脑是一种良性刺激，可增加脑血流量，满足大脑的需求，因此老年人应频繁活动手指。

4．调控情绪，保持良好心态

老年人尽量避免不良心理刺激，学会自我控制和调节情绪，保持良好的心态，活在当下，珍惜拥有。

5．老有所为，勤于用脑

人要活到老，学到老，用脑到老，在生活中不断有所创造。老年人要多走出家门，多参加社会活动。平常要多看一些有益的书报杂志、影视节目，练练书法，学学绘画和摄影跳跳舞蹈，多参加一些社会活动等。

6．注意老年性痴呆的早期疾病信号

如发现记忆力减退、判断力差、书写困难、言语障碍、人格改变等，要尽早就医。

听听医生怎么说——激素补充的历史

绝经是每个女人生命中必经的生理过程，随着人类寿命的延长，妇女一生中将超过1/3甚至1/2的时间在绝经期后渡过。绝经过渡期和绝经后期妇女会出现许多相关的健康问题，所以在此阶段进行相关的医疗措施是必要的。

女人的卵巢功能在40岁左右会开始逐渐下降，因为嫔妃数量的减少，会出现无排卵的现象，雌、孕激素也就相应减少，主要表现为月经的改变。随着卵巢功能的进一步衰退，雌激素的逐渐下降，女人不仅仅会出现月经的改变，还会出现其他雌激素缺乏的症状。如自主神经紊乱，出现潮热、出汗，有的女性一天内的潮热能达到20多次，严重影响生活。有的出现情绪变化，脾气暴躁的比较多见，也有沉默寡言发生抑郁的。卵泡彻底耗竭，女人出现绝经。绝经后妇女会出现皮肤、黏膜的萎缩，阴道黏膜萎缩容易出现萎缩性阴道炎、阴道干涩，泌尿道黏膜萎缩出现反复的尿频、尿急等不适。到了绝经晚期还会出现骨质疏松、心血管疾病和老年痴呆等更严重的情况。这是身体缺少雌激素的反应，也是衰老的表现。自身产生的雌激素少了，需要从外界摄取一些来供给我们的身体，不让身体器官出现上述的雌激

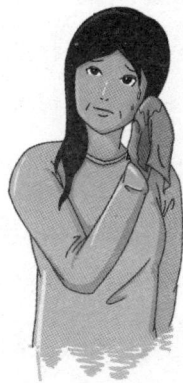

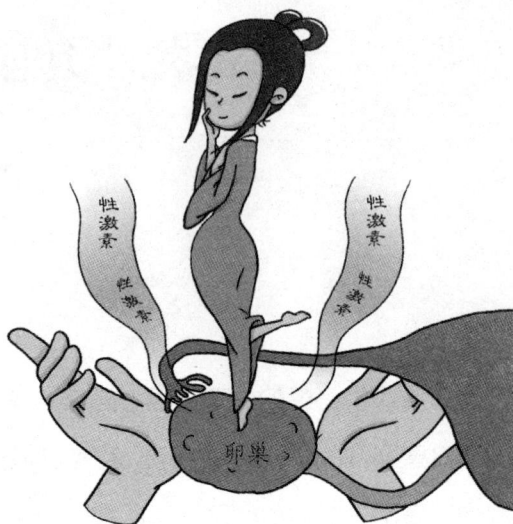

素缺乏症状是不是可行呢？

　　其实在几十年前就有了这方面的尝试，经历了这几十年的认知，2013年国际绝经学会发布了关于绝经激素治疗的全球共识，开启了围绝经期和绝经健康管理的新时代。处于绝经过渡期和绝经期的女性要建立一种健康的生活方式，包括合理的饮食、运动，适度的光照和适度的工作，除此之外对绝经激素治疗是治疗中重度绝经相关症状的最有效方法。在60岁以前或绝经10年内使用会获益更多，可以有效缓解泌尿生殖的萎缩的症状，预防骨质疏松和骨折，降低心血管疾病的发生率。但对于没有使用绝经激素治疗的60岁以上妇女是不推荐再开始使用的。

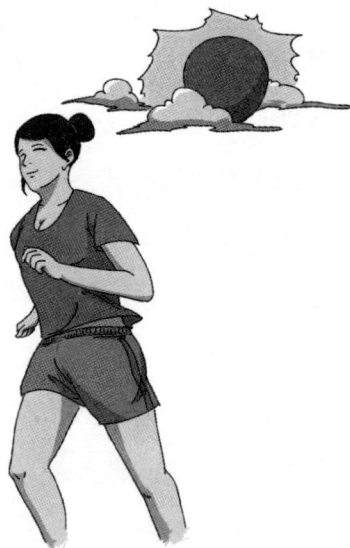

在月经周期刚出现紊乱，伴有潮热、盗汗等症状时，就可以用激素了，让机体一直处于有雌激素保护的状态中

如果用时间来限定，则要在60岁之内，或绝经10年之内使用

超出这个范围再用，反而会增加心脑血管事件的风险

但对于早发型卵巢功能不全者，没有这个限定

任何一种药物或者治疗方法都有其适应证和禁忌证，如果需要绝经激素治疗，首先确定自己在合适的年龄段，也就是在60岁之前或者绝经10年之内；其次需要找专业的医生给您评估是否有使用禁忌证并提供详细的治疗方案，包括治疗中的监测方案。

50岁以下，或50岁以上但还想有月经一样的出血者 → 选择序贯的方案

不想月经样出血者 → 选择连续联合方案

围绝经早期，仅有月经周期紊乱，经量尚可时，绝经症状不明显者 → 可以只使用孕激素，不用雌激素

只有阴道干涩、尿路刺激等泌尿生殖道症状者 → 只需在会阴或阴道局部涂抹雌激素软膏

血栓风险较大者 → 雌激素可以选择经皮吸收的剂型，如类似膏药的雌激素皮贴或雌激素凝胶

第三章　与卵巢功能相关的疾病

附：激素六项
——常用的检测项目

在妇科内分泌疾病的检查中经常会有性激素六项的检查，是哪六项呢？它们又有什么意义呢？咱们一一来看。

性激素六项分别是指卵泡刺激素（FSH）、黄体生成素（LH）、催乳素（PRL）、雌激素（E_2）、孕激素（P）和睾酮（T），前三者来自垂体，是皇后做的工，后三者来自卵巢，是卵妃做的工。它们的数值、变化各不相同，但也有一定去的规律。

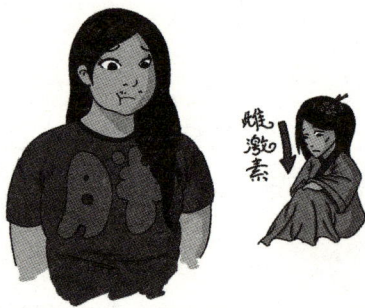

雌激素

1．卵泡生成激素（FSH）

正常参考值

男：3～15IU/L。女：卵泡期2～10IU/L；排卵期8～20IU/L；黄体期2～8IU/L；绝经后>20IU/L。

临床意义

升高

卵巢早衰、卵巢不敏感综合征、原发性闭经等。

降低

雌孕激素治疗期间、席汉综合征等。

2. 黄体生成激素（LH）

正常参考值

排卵前期为2～15mIU/ml，排卵期为30～100mIU/ml，排卵后期为4～10mIU/ml。一般在非排卵期的正常值是5～25mIU/ml。

临床意义

（1）低于5mIU/ml：提示促性腺激素功能不足，见于席汉氏综合征。

（2）FSH、LH均升高：可确诊卵巢功能衰竭，不必再做其他检查。

（3）LH/FSH ≥ 3：为诊断多囊卵巢综合征的依据之一。

---

3. 催乳激素（PRL）

正常参考值

0.08～0.92nmol/L。

临床意义

过多的催乳素可抑制FSH的分泌，抑制卵巢功能，抑制排卵。

升高

下丘脑病变，垂体病变，肾上腺功能减退，肝、肾疾病等。

---

4. 雌二醇（E_2）

正常参考值

男：29～132pmol/L。

女：卵泡期110～330pmol/L；排卵期370～850pmol/L；黄体期184～881pmol/L。

临床意义

升高

产生雌激素的肿瘤、男子乳腺发育、肝硬化失代偿期等。

降低

卵巢功能低下、卵巢早衰、席汉氏综合征等。

5．孕激素（P）

正常参考值

男：0.3～0.95nmol/L。

女：卵泡期0.6～1.9nmol/L；排卵期1.1～11.2nmol/L；排卵后期20.8～103nmol/L。

临床意义

升高

先天性肾上腺皮质增生、卵巢囊肿葡萄胎等。

降低

（1）流产、闭经 - 乳溢综合征等。

（2）黄体功能不全、排卵型功能失调子宫出血等。

6．睾酮（T）

正常参考值

男：14～25nmol/L；女：1.3～2.8nmol/L。

临床意义

升高

男性性早熟、肾上腺皮质增生、睾丸肿瘤、多囊卵巢综合征等。

降低

21 - 三体综合征、尿毒症、男性睾丸发育不全等。

排卵期是它们变化最大的一个时期，在排卵前垂体分泌的FSH和LH会出现一个高峰，这样就刺激卵巢分泌大量的雌激素并且排卵，排卵后FSH和LH快速下降，E2也快速下降，而P则逐渐升高，E2又再次升高，在排卵后7日左右P形成一个高峰期，E2也形成第2个小高峰，如果怀孕了E2和P就会继续升高维持妊娠，如果没有怀孕，排卵后14天它们就会逐渐下降到低值，月经就来了。然后又准备开始下一轮的变化，周而复始。PRL和T的变化没有上述三个那么大，但是在一些特殊的疾病中它们会异常增高，比如脑垂体瘤PRL可能会非常高，多囊卵巢综合征的患者T可能会比较高。

医生会根据激素的变化规律在不同的月经周期抽血化验，根据结果判断后宫哪里出了问题。所以单纯凭一张激素化验单医生是没有办法给你全面分析的，要告诉医生你的月经周期以及抽血的时间，必要的时候还要反复的抽血看激素的动态变化情况。

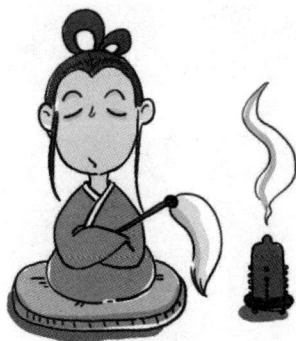

第四章

生殖系统畸形

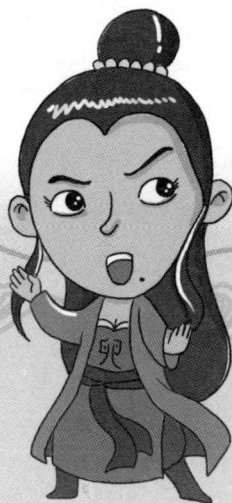

染色体异常——性别的畸形

正常人体细胞中都有46条染色体，这46条是成对的，两条脾气秉性相投的就结合在一起，形成一对，所以就形成了23对染色体，遗传学家给这些成对的染色体按照个头大小排了顺序，每一对都编了号，个头最大的那对是1号，依次排下去，一共23号，其中1~22号染色体叫常染色体，男人和女人是一样的。最小的那对是23号，这一对染色体

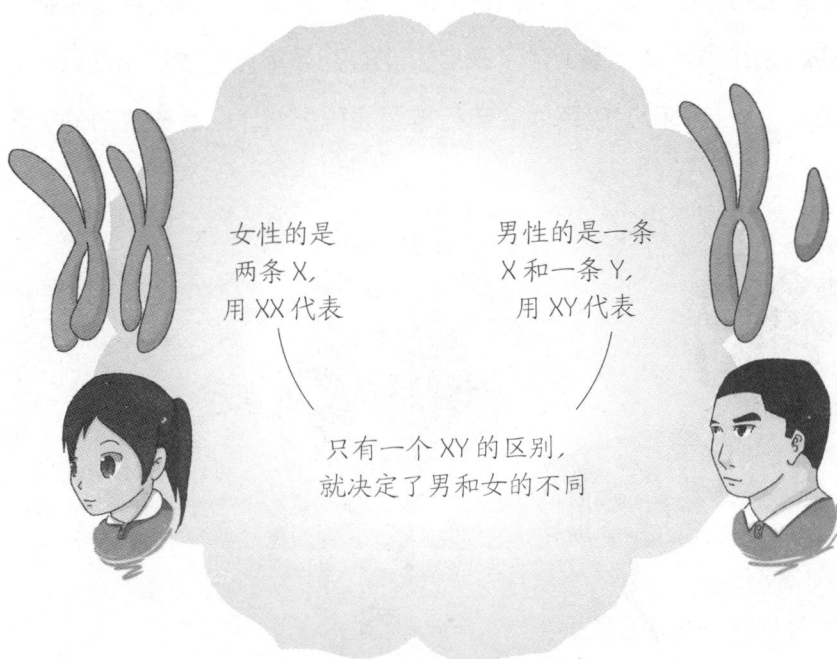

女性的是
两条X，
用 XX 代表

男性的是一条
X 和一条 Y，
用 XY 代表

只有一个 XY 的区别，
就决定了男和女的不同

第四章 生殖系统畸形

叫性染色体，别看个头小，掌管的事太重要了，因为它是掌管性别的，男女不同。女性的是两条X，用XX代表，男性的是1条X和1条Y，用XY代表。

每对染色体都有其特有的结构，各司其职，掌管着人体不同位置的遗传。如果某一条染色体或者其中一个小片段出现了变化就会影响它所掌管的那一部分的形成和功能，有的微不足道，但有的就会危及生命。

当然，人体细胞中有23对染色体也不是绝对的，因为人体中有一种特殊的细胞就不是这样的，那就是生殖细胞。这类细胞里少了一半的染色体，把成对的染色体拆开了，只带了其中的一条，这样生殖细胞里的染色体是单条存在的，只有23条。

那什么是生殖细胞呢？女性的生殖细胞就是卵子，也就是后宫的嫔妃，男性的生殖细胞就是精子，也就是进皇宫去跟嫔妃见面的皇上。皇上和卵妃见面结合是有任务的，即传宗接代。卵妃带了来自女性的23条染色单体，皇上带了来自男性的23条单体，他们结合后就合二为一，双方携带的染色体会自行按照号码配对，结合成成对的染色体了。

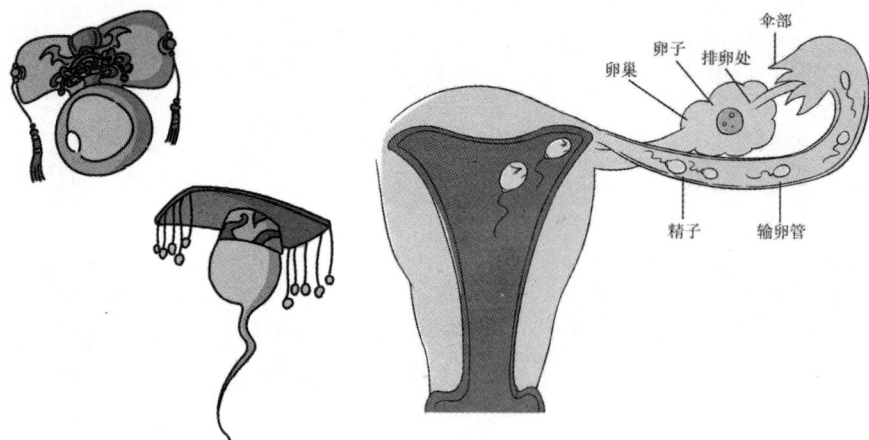

伞部

卵子　排卵处

卵巢

精子　输卵管

那这个结合后的宝宝是男是女，谁说了算呢？当然是皇上了！卵妃携带的决定性别的23号染色体是一条X，皇上携带的23号染色体可以是X，也可以是Y。如果皇上带的是X，那他与卵妃结合后的第23对染色体就是XX，那就会发育成女孩；如果皇上带的是Y，那他与卵妃结合后第23对染色体就是XY了，也就是男孩了。

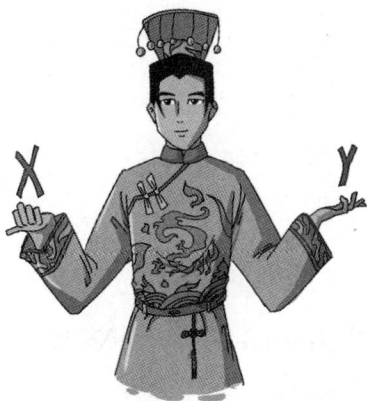

这么神秘的结合过程，中间会不会出差错呢？一般不会，但也有其他情况，咱们就拿性染色体来说，他们结合过程就有不少稀奇古怪的事情。如多了一条或多条，或莫名其妙少了一条，结合后就剩下孤苦伶仃的一条了；还有的是两条都有，但其中一条某个片段出了问题等。由此带来的结果是很严重的，因为性染色体是决定性别的。

先天性卵巢发育不全就是其中一种性染色体发育异常导致的疾病，患者的染色体大多数只有一条性染色体，也有的是X染色体上某个片段出现异常的，这样的患者卵巢发育不全，大多不能出现月经和女性的特征，身材也比较矮小，也有的患者卵巢有一点功能，可以有稀发的月

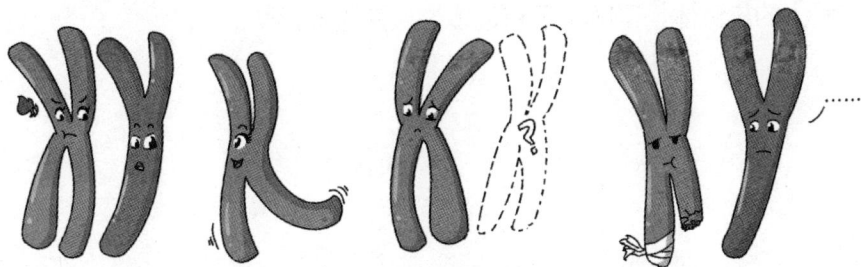

经，但不能怀孕。

有一类患者从外表上分不清是男是女，当女孩养了许多年，却没有月经，一检查吓一跳，染色体竟然是男性的。有的男孩到了青春期后男性的特征器官却不长大，检查染色体发现竟多了一条，性染色体是XXY，诊断为先天性睾丸发育不全。

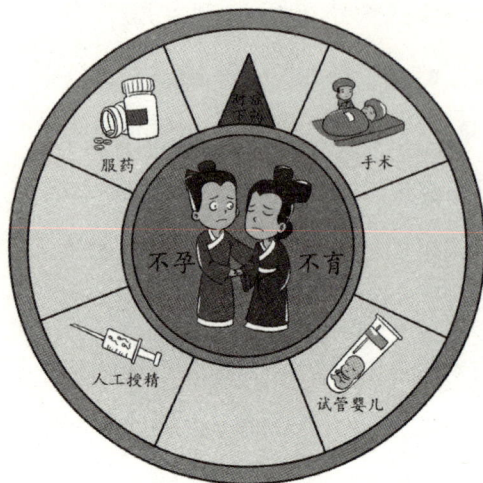

世界之大，无奇不有，还有的人比较贪婪，一个人拥有两套性腺，即体内既有卵巢也有睾丸，一般会介于男女之间，称为真两性畸形，也是染色体异常惹的祸。

此外，在怀孕期间，如果检查后怀疑胎儿有不明确的畸形，可以通过穿刺羊水，取羊水中胎儿脱落的细胞做染色体分析，来判断胎

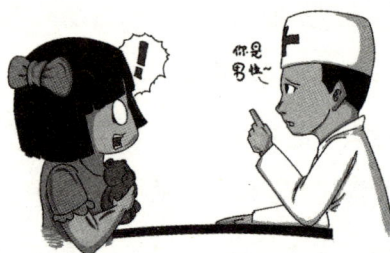

儿是否有问题。如果有多次自然流产或者不孕的女性，也可以检查自己和爱人的染色体，了解是否有遗传性疾病影响怀孕。

畸形皇宫的前世今生——子宫畸形

如果有两个皇上共同执掌天下，你是不是觉得很不可思议。而小丽的身体里就同时矗立着两座皇宫，但这可不是什么好事。

小丽一周前因为意外怀孕需要做人工流产，她选择了无痛人流，可当她麻醉清醒后医生告诉她，手术顺利但没有见到妊娠组织，医生与小丽商议后决定再次行超声检查，超声检查发现孕囊还在宫腔内，在子宫边上还有一个子宫回声，故怀疑她长了两个子宫。刚刚的手术是在另一个没有怀孕的宫腔内操作的，所以术后没有见到妊娠组织。于是就在超声的监测下再次行了无痛人流术，这次手术才真正地成功了。

小丽身材亭亭玉立，凹凸有致，月事也正常，还顺利分娩了一个健康的宝宝，怎么会有两个子宫呢？为了解小丽的谜团，请跟我走进小丽的后宫，瞧瞧它的发育历程，看看这双皇宫的前世今生。

下丘脑皇太后主管后宫体系，垂体皇后分管下属，卵宫内住着众多嫔妃，皇宫时刻准备着迎接精子皇上和贵妃的到来，

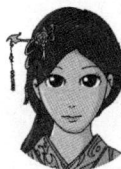

> 请跟我走进小丽的后宫，瞧瞧它的发育历程，看看这双皇宫的前世今生。

一切和谐安详。

这一后宫体系在胚胎早期就初具规模:

胚胎 3～4 周：卵黄囊内出现多个生殖细胞，即原始生殖细胞，这就是后宫体系的最原始模样

胚胎第 5 周：开始分化为原始生殖腺，原始生殖腺向睾丸或者向卵巢分化，取决于 Y 染色体短臂性决定区睾丸决定因子

若无睾丸决定因子存在，在胚胎第 8 周时，原始生殖腺分化为卵宫，泌尿生殖嵴外侧的中肾管有两对管道，一对是中肾管，是男性生殖管道的前世，另一对是副中肾管，是女性生殖管道的前世

若生殖腺发育为卵宫，中肾管退化，两侧副中肾管头段形成两侧输卵管，中间中段开始合并形成皇宫，尾段形成阴道上段。小丽的皇宫在副中肾管融合时，未完全融合，于是各自发育成两个皇宫体，两个宫颈阴道也是完全分开的，左右侧子宫各有单一的输卵管和卵宫

小丽没有自觉症状，只是在这次人流术造成漏吸，才发现原来自己体内有两座皇宫。当然，也有的人是两个皇宫，但是只有一个阴道，或者阴道内有一纵型纵隔，妨碍性交，出现性交困难或性交痛来就医才发现异常。

皇宫发育异常有多种情况：

先天性
无子宫 → 系两侧副中肾管及尾段没有发育，常常合并无阴道，但卵宫发育正常，女性第二性征正常

始基子宫 → 又称痕迹子宫，是因为皇宫的前世两侧副中肾管会合后不久由于受到各种原因停止发育，这个宫殿很小，长1~3cm，没有宫腔，所以不能怀孕

子宫发育
不良 → 又称幼稚子宫，系皇宫的前世副中肾管会合后短期内停止发育，可以来月经，但是经量很少，婚后不生育

双角子宫 → 因子宫底融合不全呈双角，称作双角子宫，一般没有症状，由于皇宫内形态异常，妊娠时易发生胎位异常，发育不良皇宫狭窄的，可能会致孕中期流产，孕晚期早产

请给我正常女孩的身体
——孕期服药需慎重

东东4岁了，是一个活泼可爱的小男孩，今年刚上幼儿园。但没过几天，东东就不愿意去幼儿园了，每天回来后也不怎么高兴，整天脸上挂着迷茫。尤其近来几天，东东总是问妈妈，自己到底是男孩还是女孩，有一天早晨竟大哭起来，说什么也不去上幼儿园了。妈妈慌了，认真而又耐心地问东东，东东一边哭一边说出了真相，原来是幼儿园小朋友们都嘲笑他，说他一个小男孩却总是像女孩一样撒尿。说到这里，东东妈妈的心一下子揪得很疼，怪自己没考虑清楚。孩子长大了，这件事情该解决一下了，再不解决以后可能会对孩子伤害更大。

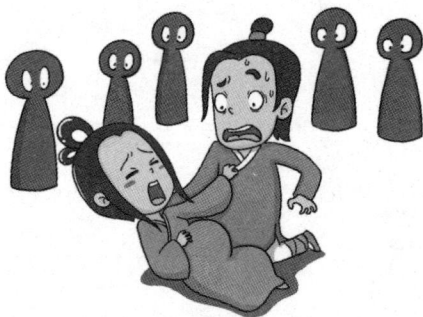

到底是怎么回事呢？原来东东的外生殖器和别的小男孩不一样，他的外阴像个女孩，但是又长有一小截阴茎，没有睾丸，确切的说法是女孩外阴长了半截阴茎，所以，东东只能像女孩一样撒尿。以前因为孩子太小，不能做手术，也就放下了，时间一长便成了习惯，竟没想到以后的问题。

不能再耽搁了，东东妈妈和丈夫商量后，带着孩子来到医院，医生首先给东东做了详细检查，盆腔B超结果显示，东东有子宫、卵巢，再查一下染色体是46XX。这样看来，东东本来还真是个女孩，可是孩子的外阴为何像男孩呢？

　　医生追问妈妈孕期过程是否保胎吃药？妈妈哭了，原来在东东妈妈怀孕早期，东东奶奶找了一个"神医"，说有"家传秘方"，说是吃了保证生男孩，东东妈妈不敢不听，于是就从刚怀孕一直吃到孕5个多月。十月怀胎满心欢喜，可谁想到最后却生下东东这样的"男孩"。

　　经过一系列检查，最后的结论是：孕期妈妈吃了含有雄激素的"秘方"，原本是女孩的东东变成了畸形的外阴，最后决定，通过整形让东东回归女儿身，做一个真正的女孩。

　　说到这里，大家一定很好奇，为何东东妈妈会生出一个"假男孩"呢？让我们一起走进东东妈妈的内分泌皇宫，看看她的皇宫里发生了怎样的风风雨雨。

怀孕期间子宫大小的变化

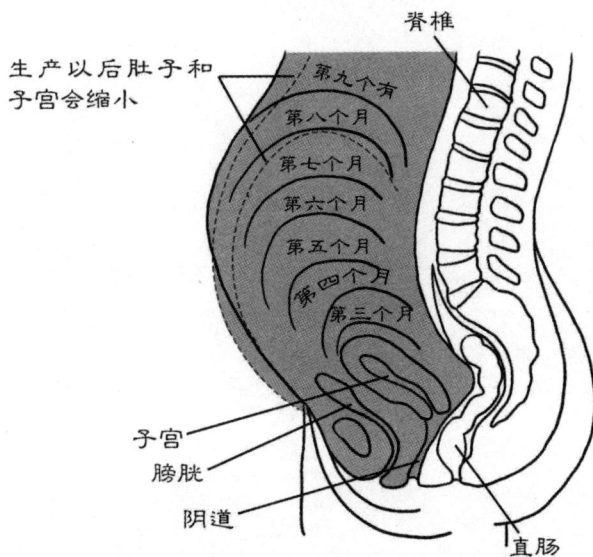

生产以后肚子和
子宫会缩小

脊椎

第九个有
第八个月
第七个月
第六个月
第五个月
第四个月
第三个月

子宫
膀胱
阴道
直肠

精子皇上和卵妃结合后，住在皇宫大院，由下丘脑皇太后下传懿旨，垂体皇后执行命令，卵宫里的妃子们做工，分泌孕激素，支持皇上和爱妃的造人工程，皇宫上下一派祥和。可是半路杀出个雄激素，原本祥和太平盛世被打破，孩子的染色体46XX决定她的性别，是个女孩，所以她有子宫、卵巢，而外阴由雄激素决定，如果没有雄激素，外阴就会长成女性外阴，如果有雄激素，外阴就会长成男性外阴。由于东东妈妈口服了含有雄激素的"秘方"，但是药量又不是很足，导致女孩的外阴长出一截阴茎，这完全是由外源性因素造成的。

说到这里，东东妈妈好难过，原本健康正常的女孩，由于一家人的愚昧无知，导致孩子承受如此大的痛苦和心理磨难。

新时代要有新思想，生男生女都一样。在此再次奉劝大家："神医"不可信，孕期服药须谨慎，必须由正规医院的医生开具药方，方可放心服用。

家有小女初长成——两性畸形

"其形也，翩若惊鸿，婉若游龙，荣曜秋菊，华茂春松。""眉如翠羽，肌如白雪；腰如束素，齿如含贝。"每当读到这些句子，年方二八的莉莉总是一面沉浸在对美好未来的憧憬中，一面却又自惭形秽，心里泛起淡淡哀伤。

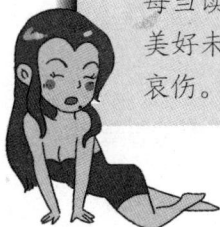

莉莉今年已经满16岁了，同龄孩子都早已来了月经，乳房也渐渐发育，女性第二性征也有了，唯有莉莉像个孩童一样，既不见乳房发育，也不见月经来潮。于是妈妈带着她去医院就诊。

医生端详了一下，身材高挑、五官端正的莉莉，身体却没有丝毫发育的迹象。于是，医生为莉莉做了详细的身体检查，其他方面都没有问题，让人没想到的是问题居然出在孩子的生殖系统。检查结果显示：莉莉外生殖器是女孩，但出乎意料的是她的盆腔没有子宫，有阴道盲端，更令人意外的是，孩子的腹股沟有发育不全的睾丸，再查性染色体为46XY。换句话说，检查结果表明莉莉是男性。妈妈的眼泪瞬间就流了下来，自己养了16年的女儿，怎么会是个男孩呢？

在医生的安抚劝慰之下，莉莉又在医院做了更详细的检查。原来莉莉的身体里缺乏一种雄激素合成酶——17α-羟化酶，它是肾上腺皮质激素和性腺甾体激素合成所必需的关键酶之一，一旦缺乏，性激素合成就会受阻，进而导致46XY男性患者雄激素合成受阻。由于缺乏性激素，莉莉外生殖器为幼女型，家人就一直以为莉莉是个女孩；同时位于腹股沟的性腺是发育不全的睾丸，由于缺乏雄激素，导致一直没有发育，体内缺乏雄激素，第二性征也就没有出现，因此莉莉自己和家人都没注意到。

最后经过和家人商定，征得莉莉的同意，医生决定还莉莉一个女儿身，为她切除了发育不全的睾丸，以防癌变；同时由于莉莉身体里没有子宫、阴道，不能来月经，也不能生育，所以先补充一些雌激素，促进其第二性征发育，等结婚前可为她做一个人工阴道，不影响性生活。

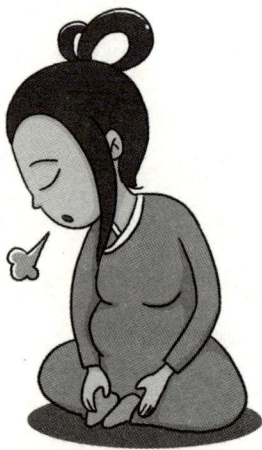

石女花开——先天性无阴道的治疗

　　小石姑娘身材苗条，亭亭玉立，如出水芙蓉，清秀美丽，已到婚嫁年龄，媒妁之言，选得一乘龙快婿，择日完婚。按理说这时候的石姑娘该开心幸福才对，可是离婚期越近，石姑娘越是害怕，这是为什么呢？原来石姑娘二十多岁了，但一直没有来月事，石妈妈曾带她检查过，诊断结果是先天性无阴道，俗称"石女"，医生嘱咐说，婚前得造一个人工阴道。

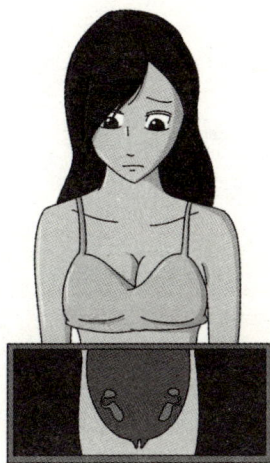

　　这么一个美丽的姑娘，怎么就成了"石女"呢？其实从外表看，石姑娘的女性第二性征很正常，身材曲线凹凸有致，外阴也发育正常，直到因为不来月经去检查时，才发现她没有阴道，只是在阴道口的部位有一小的凹陷，做B超也没有发现子宫，但是发现了双侧卵巢。要解开这个奇怪的谜团，就要走进她的后宫去一探究竟。

　　正常情况下女人的后宫体系在胚胎早期就初具规模，胚胎8周时，原始生殖腺就分化为卵宫，两侧副中肾管头段形成输卵管，中段和尾段

正常分娩

性交

经血排出

阴道

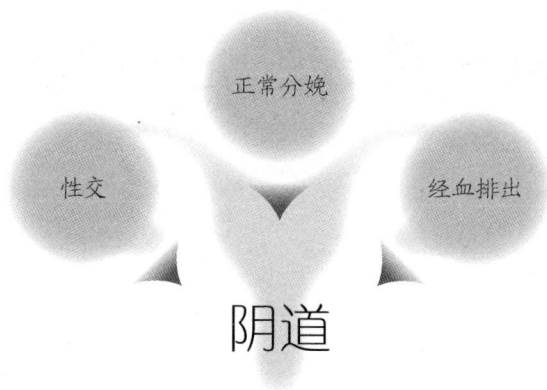

开始合并，构成子宫和阴道上段，胎儿3~5个月时融合，副中肾管最尾端与泌尿生殖窦相连，分裂增殖，形成阴道板，阴道板由上向下穿通，形成阴道腔。

这就是说在孕早期副中肾管发育阶段，任何影响双侧副中肾管发育不全的因素，都会造成先天性无阴道。

这些不良因素导致的基因突变较常见，所以孕期我们要远离不良因素，尽量避免接触这些致畸因素，预防感冒，增强体质，营养均衡，避

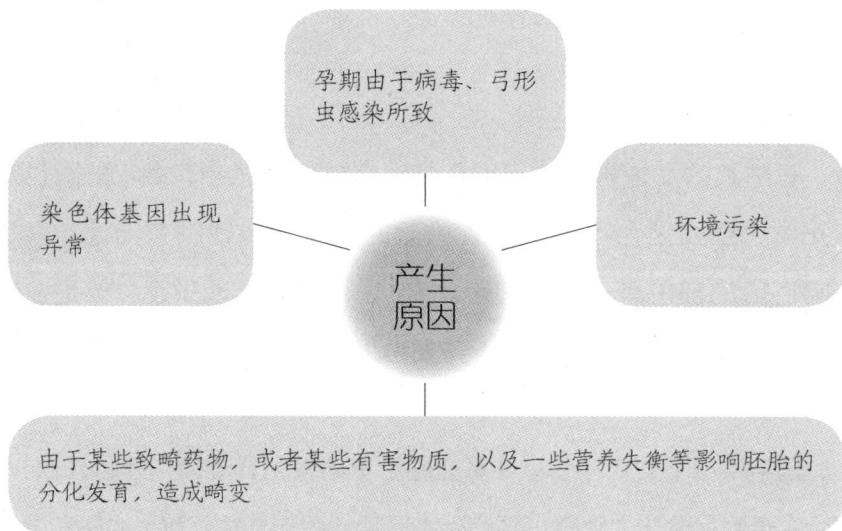

孕期由于病毒、弓形虫感染所致

染色体基因出现异常

环境污染

产生原因

由于某些致畸药物，或者某些有害物质，以及一些营养失衡等影响胚胎的分化发育，造成畸变

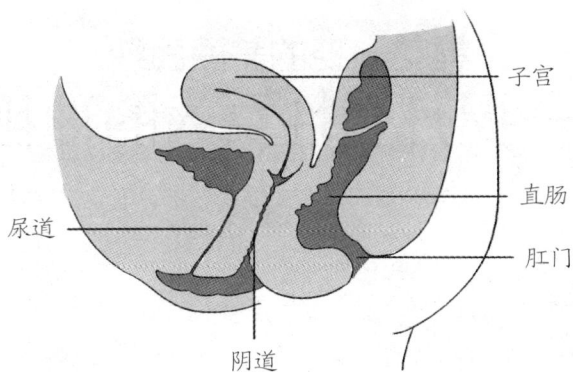

子宫

直肠

肛门

尿道

阴道

免营养不良和营养过剩，有宠物的建议把宠物寄养出去。

先天性无阴道多会合并先天性无子宫，极个别人会有正常的子宫，她们的染色体核型均为46XX，性腺发育正常，也就是说卵宫一般发育正常，能够正常的分泌女性激素，所以女性第二性征发育不受影响。但是没有阴道，婚姻生活会受到影响，不过通过手术治疗，可以做一个人造阴道，这个问题就可以解决了，遗憾的是石姑娘没有子宫，自己怀孕做妈妈的愿望就不能实现了，但是她的卵巢是正常，可以提供卵子，以后借助辅助生育也可以实现做妈妈的愿望。

昙花一现的美丽面纱
——揭开变性女人的神秘

随着科学的发展，大家都知道人妖是变成女人的男人，再加上一些专业的训练，他们的声音便会慢慢变细、变尖，肤如凝脂，面若白玉，国色天香，婀娜多姿，美丽得光彩照人，他们往往比真女人还有女人味。但这是如何实现的呢？让我们一起揭开变性女人美丽的神秘面纱。

大家都知道，女人靠雌激素来支撑美丽，所以才有年方二八，娉娉婷婷；也会出现绝经后的人老珠黄，面枯色衰。同样道理，变性女人其实也是靠着雌激素来维持美丽的。如何会成为女人味十足的美女呢？首先，男人要想变成彻底的女人，就要切除分泌男性激素的性器官——睾丸。当男性体内没有了睾丸，雄激素水平就会很低，再通过外源性的大剂量补充雌激素，而雌激素对人体来说可以使皮肤变得细腻，有光泽，促进女人第二性征的发育，乳房渐渐隆起，臀部变得更丰满，最终会丰乳肥臀，出现女人的曲线美，喉结也相应变小、萎缩，声音就变得尖细。

但变性女人的美丽同样不是永恒的。她们的身体一般都不是很好，这又是为什么呢？

正常的人体无论男女都会分泌一定的雄激素，满足身体的需要，雄激素能促进人体的骨骼、肌肉生长，刺激骨髓中红细胞的增生。适当的雌激素对人体有美颜作用，可是，变性女人由于自身不能分泌雌激素，

需要外源性地大量补充，
由负反馈调节反射到下丘
脑皇太后，皇太后就会下
旨给皇后垂体，于是体内
雌激素充足，这时候，垂
体皇后就会执行旨意，抑
制促性腺激素的分泌，所
以，变性女人的体内促性

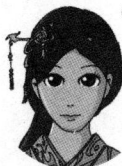

由于大量的长期的高浓度的雌
激素对人体的刺激，尤其经肝
脏肾脏代谢，造成肝肾功能负
担过重，就会形成肝肾衰竭。

腺激素会减少。同时，人体的雄激素也会减少，自身不再分泌雄激素，
换句话说人体自身的雌雄激素资源都会逐步衰竭，只能依靠大量的体外
补充雌激素来维持生命的正常运转。由于大量的长期的高浓度的雌激素
对人体的刺激，尤其经肝脏肾脏代谢，造成肝肾功能负担过重，就会形
成肝肾衰竭，所以他们的年龄都不是很大，很少超过50岁。这样看来
变性女人的美，只能如昙花一现，美得妖艳，却转眼即衰。

第五章

一些隐匿的
妇科疾病

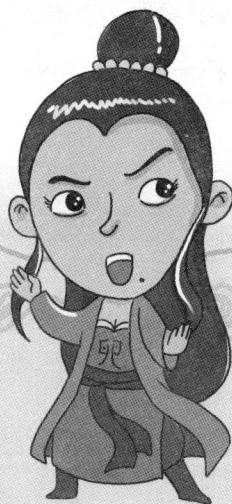

卵妃与精子皇上的爱情——宫颈糜烂

　　年轻漂亮的芳芳去医院进行妇科检查，回来一脸愁绪，闺蜜莉莉细问原因，原来是医生说她患有宫颈糜烂，一贯注重健康的芳芳听了之后很是疑惑。那么，这个"宫颈糜烂"究竟是怎么回事？

　　我们知道，人体的下丘脑皇太后掌控着全身的激素水平，年轻的卵妃分泌雌激素，营养全身，柱状上皮就像是卵妃的卫兵，站在皇宫的门口，守护着皇宫大门。宫颈组织在雌激素作用下柱状上皮下移、外翻，由于柱状上皮很薄，其下间质透出，肉眼看就像是开了一朵鲜艳的红

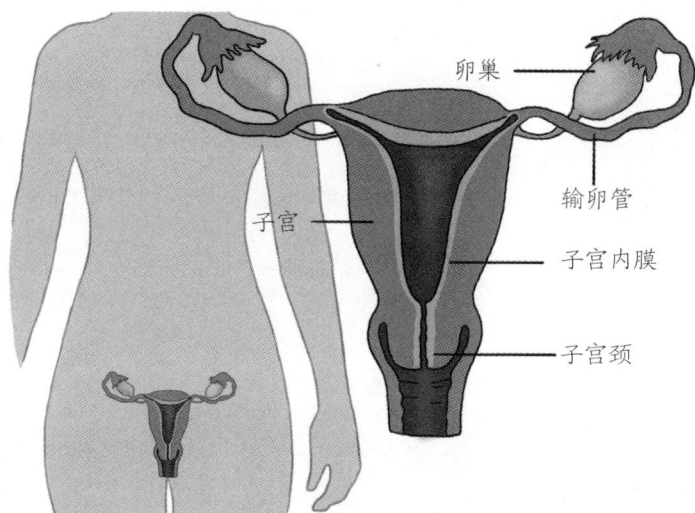

卵巢

输卵管

子宫内膜

子宫

子宫颈

花，外观看就像是糜烂。目前，随着医学的发展，已经给宫颈糜烂验明正身了，它其实是由于年轻的卵妃思念皇上，在皇宫大门口的等待，是示爱的表现；而宫颈组织在雌激素的作用下，宫颈黏液变得稀薄、增多，有利于精子皇上通过，并与皇妃约会，这是年轻卵妃的爱情。随着时间的推移，卵妃衰老了，宫颈柱状上皮就会回到宫颈管内，这是正常的生理性糜烂样改变，多见于青春期、生育期妇女雌激素分泌旺盛的，口服避孕药或妊娠妇女。

随着时间的推移，卵妃衰老了，宫颈柱状上皮就会回到宫颈管内，这是正常的生理性的糜烂样改变。

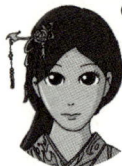

不过，糜烂样改变也有病理性的，如子宫颈鳞状上皮内病变，甚至于早期宫颈癌，但是这些病理性的改变是真性的糜烂，是上皮缺失溃

当雌激素水平高时，鳞柱交界会移到阴道

宫颈阴道部的鳞状上皮和宫颈管的柱状上皮细胞之间有一个天然的交界，这个交界会随着女性体内雌激素水平的变化发生移位

当雌激素水平低时，鳞柱交界躲在宫颈管内

这时新生的鳞状上皮和本来就单层的柱状上皮很薄，可以显露出上皮下的血管，肉眼看起来是红色的，像糜烂一样

疡。因此，对于子宫糜烂样改变需要进一步检查，如宫颈细胞学检查和HPV的病毒检测，以排除宫颈的上皮内瘤样病变或者宫颈癌。

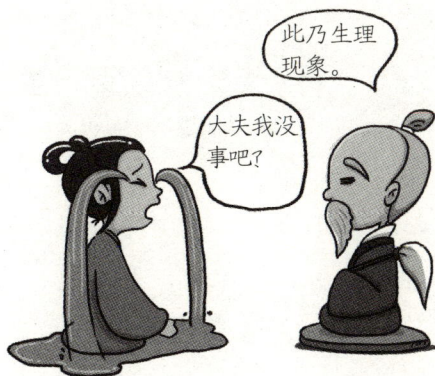

宦官之乱——瘦素与肥胖

　　王阿姨一直喜欢胖姑娘，认为胖是女人富态的表现，会给家庭带来好运；儿子受她的影响，也对胖姑娘情有独钟。终于经人介绍认识了一位胖姑娘，两人一见钟情，坠入爱河，不到3个月就结婚了。

　　王阿姨更是乐得合不上嘴，早就想抱孙子的她，整天催儿子、儿媳早点给她生个胖孙子，小两口年龄也近30岁了，于是结婚后就开始进入备孕状态。可是一年过去了，依旧不见胖媳妇怀孕，好不容易听媳妇说这次大概有3个多月没有来月经，王阿姨心想，莫不是有喜了吧，就兴冲冲地陪着小两口去医院检查。检查结果却令他们开心不起来，医生告诉他们胖媳妇不仅没有怀孕，而且属于重度肥胖，如果不减肥，月经不规律，有可能会造成不孕。王阿姨怎么也想不到会是这样的结果。

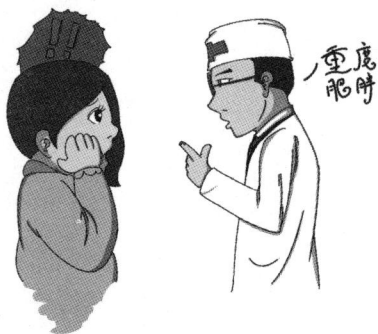

原来胖媳妇从小就要比一般的孩子胖一些,她比较爱吃零食、肉、甜食等,成年后依旧保持着肥胖体型,对自己的身材从没有管理的想法,任其发展。但这胖和怀孕有什么关系呢? 让我们走进胖媳妇的后宫,解读一下她的后宫发生了什么样的变化。

　　人体的白色脂肪会分泌一种叫作瘦素的物质,这种物质就如后宫里的太监,是负责传达信息的

　　瘦素太监会给下丘脑皇太后传递脂肪存储的信息,皇太后再命令垂体皇后,垂体皇后则进一步命令卵宫抓紧时间做工,产生雌激素,营养身体

　　但历来史上宦官多了,就会滋生事端。这个瘦素太监也是如此,胖女人的白色脂肪多,瘦素太监就多,瘦素太监多了就会偷懒,相互推诿,不去传达信息

　　这就会在一定程度上抑制下丘脑皇太后分泌促性腺激素,垂体皇后也会接到信号,减少分泌性腺激素,于是卵宫分泌的雌激素就会减少;而且过多的瘦素太监还很会捣乱,不让雄激素转化为雌激素,体内高浓度的雄激素会抑制卵泡发育,增加闭锁卵泡的数量

　　没有排卵,自然不会来月经或者是月经稀发,几个月才来一次。更可恨的是,过多的瘦素太监还会在皇上、皇妃入住皇宫时捣乱,想方设法不让他们安家,抑制胎儿在宫内发育。有这么多捣乱的太监在后宫里,胖媳妇当然就很难怀孕了,就是怀孕了,也容易发生流产

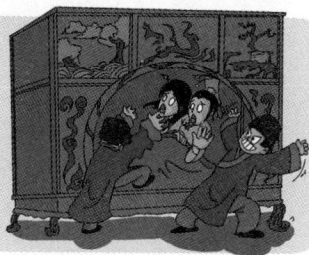

　　王阿姨一家终于明白了,适当的胖是福,过于肥胖就是病了。如今胖媳妇正积极配合医生的治疗,开始减肥,争取做一个健康的美丽女人。

宫外势力对后宫的影响——甲状腺疾病

历朝历代后宫有势力的娘娘大都有宫外本族势力的支持，娘家势力的强弱会影响其在宫内的情况，而她在宫内的情况也会影响娘家的地位。女人的后宫也不是孤立的，宫外也有许多势力会影响后宫的稳定。甲状腺就属于宫外势力的一种，其位于人体的颈部前方，形状像一只蝴蝶，可分泌甲状腺素，主要与人体的生长发育有关。甲状腺是怎么影响后宫的呢？

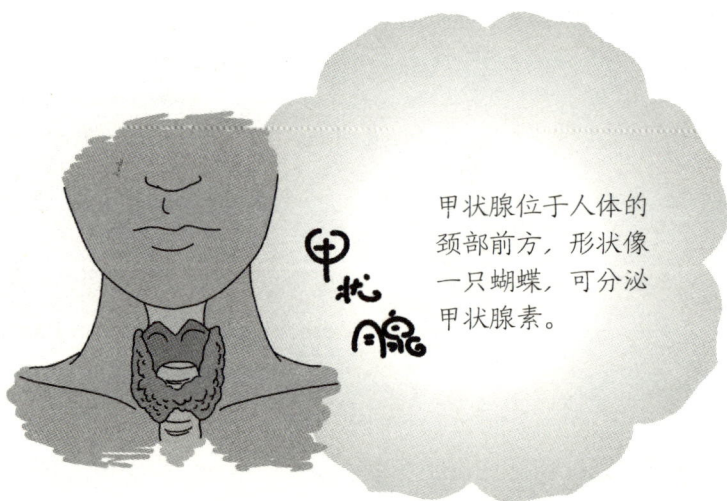

甲状腺位于人体的颈部前方，形状像一只蝴蝶，可分泌甲状腺素。

前面讲到过，垂体皇后的女工很厉害，影响范围也很广泛，有一部分是直接影响卵巢宫的，也有一部分是影响宫外的，这其中就有一种是影响宫外甲状腺的，下丘脑皇太后、垂体皇后和宫外的甲状腺形成了一套宫外的体系

垂体皇后分泌促甲状腺激素，作用于甲状腺使其分泌甲状腺素，而甲状腺做工的多少也会反过来影响垂体皇后，她们之间的相互指挥和抑制使人体处于稳定的状态

如果宫外的甲状腺出了问题，就会影响垂体皇后，垂体皇后受影响后她所管辖的后宫自然也就有了动荡

如果甲状腺自身病变产生了过多的甲状腺素，则过多的甲状腺素不仅会影响人体的营养与情绪，使人体发生营养障碍和易怒的情绪，还会影响垂体皇后，导致后宫出现排卵障碍，月经稀发甚至闭经

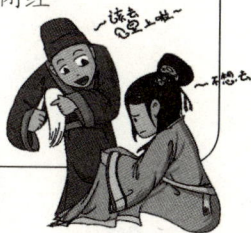

如果甲状腺懈怠做工，使人体缺少了甲状腺素，则会影响人体的发育和情绪，出现情绪的淡漠，也会影响垂体皇后，垂体皇后在鞭策甲状腺的同时还会波及催乳素的产生，过多的催乳素会抑制排卵，有的还会出现泌乳，进而导致月经减少甚至闭经

不管是甲状腺激进还是懈怠，每一种异常都抑制了排卵，在月经减少、闭经的同时，由于皇宫长时间的铺床也会造成承受不住的大出血。因此，当有月经改变时，除了检查后宫系统，甲状腺这个宫外的势力也不容忽视。

失控的皇后——垂体疾病

在大家熟知的宫廷剧中常常会看到皇后是如何的恶毒，利用各种手段来对付与她不和的嫔妃，甚至利用太医让怀孕的嫔妃流产或者难产，但其实这些可能不太真实。

在女人身体的后宫内是制度森严的，皇后不但要做好上传下达和听取下级意见并及时反馈的工作外，自己也要做许多女工。她所做的女工可不同于嫔妃们做的那些，皇后的女工品种更多，作用也不一样。有一部分是作用于后宫系统的，还有一大部分是作用在身体其他系统的，十分复杂。

咱们就先来了解一下其中的一种：催乳激素。

催乳激素在人体中的作用极其广泛，它可以促进乳腺的发育和生

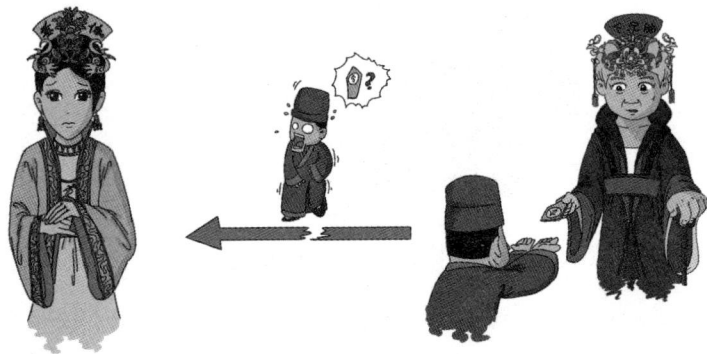

长，达到一定量时可以启动和维持泌乳，在没有怀孕的女性体内可以影响后宫的稳定性。皇后做事要受到下丘脑皇太后的管制，正常情况下是和谐稳定的。但是也有失控的时候，比如在皇太后与皇后之间传达指令的太监出了问题，指令传达不到，反馈又无法接收时，皇后就失去了皇太后的控制，可能无限制地做工，产生过多的催乳激素，或者皇后的垂体宫长了肿瘤，也会使皇后工作失常。

那失控的皇后会给身体带来哪些影响呢？

玲珑今年26岁，是一位5岁女孩的妈妈，平时月经很规律，近半年月经总是推迟，有时2~3个月才来一次，乳房有些胀，挤压还有乳汁溢出，有时会觉得头部胀痛，到医院检查发现她的后宫出了问题，垂体上长了垂体腺瘤。这个肿瘤压迫了周围的神经，让她总感觉头痛，而且由于肿瘤的原因垂体分泌了过多的催乳激素，这些催乳激素影响了卵妃大选，不让卵妃生成，导致月经紊乱，还使乳房启动了泌乳。医生称这种病为垂体瘤，并由此产生了高泌乳素血症。

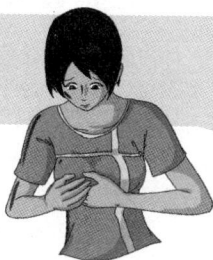

通过服药治疗，使垂体瘤得到控制，泌乳激素降低，改善了玲珑泌乳及月经紊乱的病情，瘤体缩小后压迫神经的症状也就减轻了。玲珑后宫内失控的皇后也逐渐恢复了正常的生活。

垂体皇后未老先衰
——席汉综合征

王姐一年前在医院难产生下小宝，小宝体重4200g，当时医院让剖宫产，王姐妈妈不同意，坚持说阴道分娩创伤小，结果宫缩乏力，导致产后大出血，当时医院说需要输血，可是王姐妈妈怕血源不干净传染上别的病，就坚持要食补，结果王姐产后一年了，一直没有乳汁，乳房萎缩，性欲减退，总是怕冷，皮肤干燥，30岁的王姐感觉像50岁的身体，同时最让王姐担心的是产后一年了，月经还没有恢复，于是不得不去医院就诊。医生经过检查，确诊为席汉综合征导致的闭经。王姐一听很是不解，这是怎么回事呢？

原来王姐分娩时由于产后大出血，没有及时输血，脑垂体皇后由于长时间缺血、缺氧，使破坏面积增大，垂体皇后的功能减退，导致垂体皇后分泌的一些激素，如促性腺激素和泌乳素分泌不足，引起产后无乳，闭经，阴毛、腋毛、眉毛脱落、稀疏，性欲减退，外生殖器萎缩，子宫、乳房萎缩，促甲状腺激素不足导致少气懒言、表

王姐患了席汉综合征导致的闭经，这是怎么回事呢？

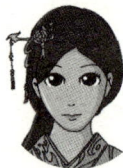

情淡漠、智力减退、动作迟缓、食欲减退、畏寒、少汗、皮肤干燥、面部虚肿苍黄。这都是产后大出血惹的祸！

由此可见，科学选择分娩方式，积极配合医生治疗是多么重要！

野火烧不尽　春风吹又生
——子宫内膜异位症

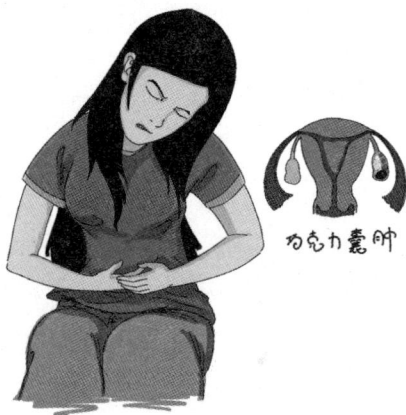

小贾41岁，15岁时初潮来月经，周期正常，月经量正常，也不痛经；26岁结婚，一年后剖宫产生下一个儿子。三口之家幸福开心，且身体健康，但令小贾头疼的是他们避孕总是失败，避孕环总是移位，不愿意吃避孕药，又不认真用避孕套，因此总是意外怀孕，先后做了3次人工流产。30岁后小贾开始出现痛经，平时没有任何不适，只是每次来月经时疼痛难忍，一次比一次加重，只能靠止痛药缓解。久而久之，身体也变得越来越差，原本漂亮的姑娘脸上有了色斑，31岁时就被诊断出子宫内膜异位症、子宫腺肌病。36岁时发现卵巢上有包块，直径3cm左右，医生诊断为巧克力囊肿。

小贾为何结婚产子后，身体素质变差了？原本正常的月经，如今为何痛经如此严重，甚至影响了正常工作和生活？让我们走进她的后宫，看看她的皇宫遭遇了怎样可怕的事情。

大家知道，子宫是精子皇上和爱妃一起居住的宫殿，每个月卵妃大选之日，如果皇上喜欢这个妃子，他们就双双携手住进皇宫，如果皇上由于政务繁忙没有来，或者不喜欢这个妃子，那么在皇宫内为妃子铺的暖床会被撤掉，子宫内膜碎片从皇宫大门自然流出，排出体外，这就是月经。

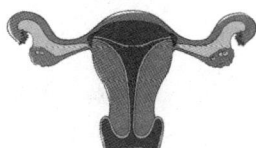

子宫内膜

可是由于小贾做了剖宫产，又反复多次做人工流产手术，使皇宫的暖床多次受到人为的破坏，在把这些碎片人为清除出皇宫的过程中，可能发生了碎片的遗失，有的进入皇宫的墙壁里藏着，有的可能进入卵巢里，有的进入盆腔内，甚至还有的进入邻近的膀胱、输尿管、肠管的周围继续生长，于是便产生了医生所说的子宫内膜异位症。也有少数女性没有怀孕史，就得了这种病，可能是因为在月经期自行清除内膜碎片的过程中发生了遗失。这些异位的子宫内膜依然会与子宫内的内膜同步生长，保持原先的铺床规律，发生周期性变化，每个月都换一次床，脱落出血的那些碎片却苦于无法找到皇宫的大门，无法排出

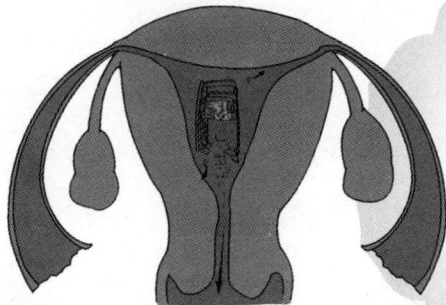

在把这些碎片人为清除出皇宫的过程中，可能发生了碎片的遗失，有的进入到皇宫的墙壁里藏着，有的可能进入到卵巢里，还有的进入到盆腔内。

对于小贾的后宫乱象，该如何进行治疗呢？

首先要把那些遗失的内膜找到，卵巢部位的可以手术清除，子宫壁间的、聚集成堆的也可以切除，散在子宫肌壁间的可以用药物控制，用假孕疗法骗过皇后和皇太后，让她们不再发号排卵和换床的施令，这样异位的内膜也就不会再发生周期性变化，逐渐萎缩变小，缓解疼痛，当然让小贾再生育一个孩子也是可以的。不过这些都不会是完全、彻底的治疗方法，停药后，这些异位的内膜可能会复发，可以说是"是野火烧不尽，春风吹又生"啊。

体外，就只好堆在一起，结果越积越多，疼痛也会与日俱增，苦不堪言。

在这里还是要提醒大家，为了子宫的健康，要爱，请深爱，爱她，请做好避孕，减少不必要的宫腔操作。

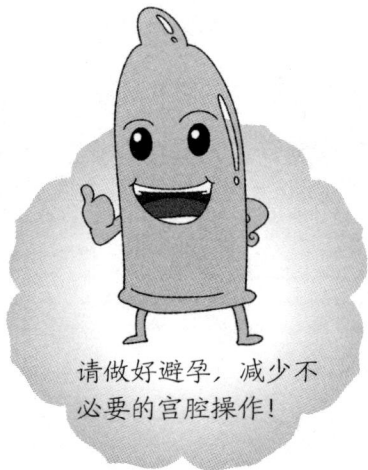

请做好避孕，减少不必要的宫腔操作！

过犹不及——子宫内膜息肉

　　话说霞姐今年40岁了，她平时很注重美容保健，保养身体，保健食品已成了她的最爱。霞姐不仅五官精致，身材也不错，只是近3个月来，月经总是不规律，夫妻不能同房，阴道总有不规则出血，她心里非常害怕，于是决定去医院检查。

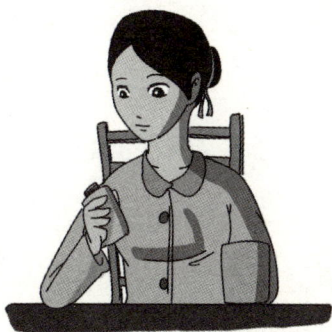

　　医生给她做了妇科检查，发现宫颈口有个息肉，像是从子宫腔里脱出来的，这个息肉由于表面质脆，一碰就出血，所以性生活时会出血，平时也会不规则出血，医生在宫腔镜下把息肉摘除，病理检验结果是子宫内膜息肉，良性增生。终于解除了她心中的恐慌。病是除了，可是她心里不舒服，平时非常重视养生的她，怎么会有内膜息肉呢？

　　在女人的后宫里，下丘脑皇太后主管大权，垂体皇后负责分管，卵巢分泌雌激素，雌激素营养卵宫、皇宫及全身，并准备物品给皇宫铺床，迎接新嫔妃的到来。这本是一个和谐的工作流程，可霞姐经常使用一些化妆品以及服用一些保健食品，殊不知这些都含有少量雌激素，长期使用会影响体内雌激素的水平，也就是说宫内有些人买来很多内膜铺床，可是都不负责任，被子铺得又厚又不均匀，高高低低，那些高的、

第五章　一些隐匿的妇科疾病

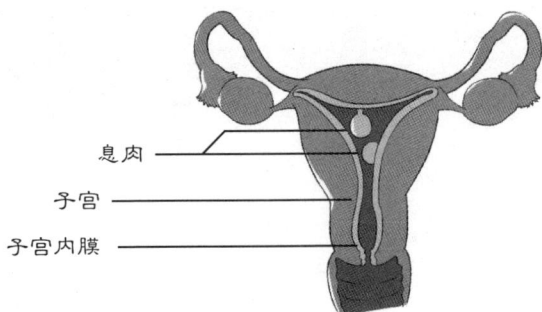

息肉

子宫

子宫内膜

厚的地方，就是息肉，异常增生。

怎样才能发现内膜息肉？

　　雌激素的刺激是造成子宫内膜息肉的主要原因，肥胖、乳腺癌患者使用他莫昔芬以及绝经后妇女不恰当地使用雌激素替代治疗也会增加发生子宫内膜息肉的风险。根据霞姐的病情，医生考虑她是因为长期服用含有激素的保健品所导致的。

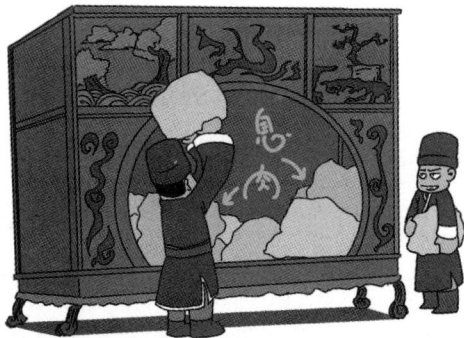

　　说到这里，霞姐才明白过犹不及的道理，衰老是人体的自然过程，就如花开花落，春去秋来，只有顺其自然，遵循自然规律，才能健康长寿。

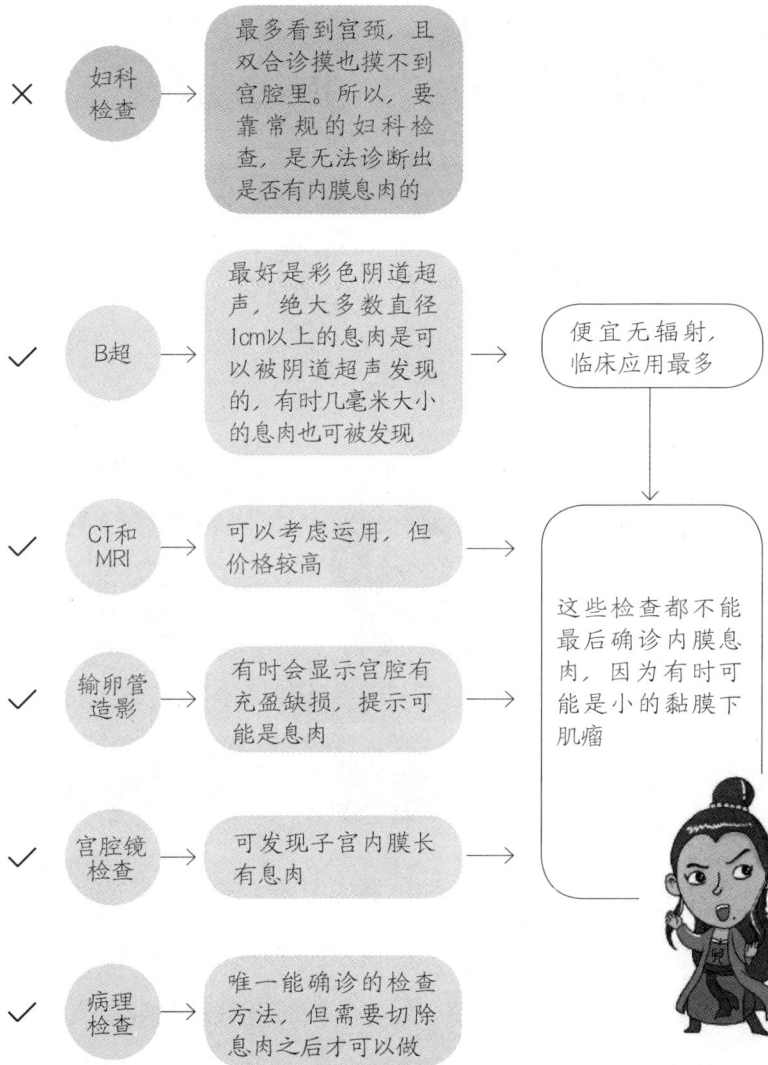

× 妇科检查 → 最多看到宫颈，且双合诊摸也摸不到宫腔里。所以，要靠常规的妇科检查，是无法诊断出是否有内膜息肉的

✓ B超 → 最好是彩色阴道超声，绝大多数直径1cm以上的息肉是可以被阴道超声发现的，有时几毫米大小的息肉也可被发现 → 便宜无辐射，临床应用最多

✓ CT和MRI → 可以考虑运用，但价格较高 →

✓ 输卵管造影 → 有时会显示宫腔有充盈缺损，提示可能是息肉 →

✓ 宫腔镜检查 → 可发现子宫内膜长有息肉 →

✓ 病理检查 → 唯一能确诊的检查方法，但需要切除息肉之后才可以做

这些检查都不能最后确诊内膜息肉，因为有时可能是小的黏膜下肌瘤

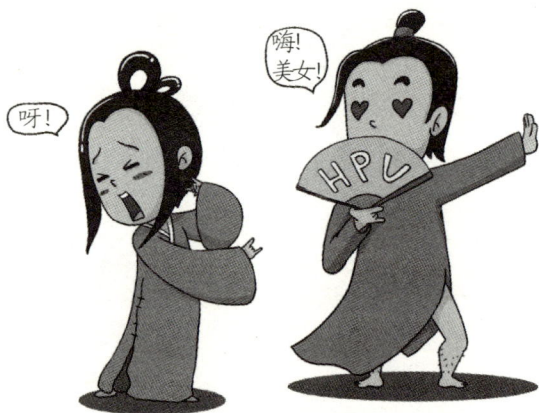

女性的子宫是一座皇宫，也是精子皇上和卵妃居住的宝地，所以皇宫内外会有重兵把守，尤其是子宫颈，作为皇宫的大门，更是重中之重。免疫力是皇宫的干将，一旦有外寇的侵犯，他们就会冲到第一线，与敌人展开战斗，拼死也要保卫皇宫的安全。因此，当皇宫门口来了一群人乳头瘤病毒（HPV）强盗，就会挑起战争。

先说说HPV强盗是何方妖孽，如此大胆，竟敢要闯皇宫大门，意欲何为？HPV出生在人乳头瘤病毒家族，族系庞大，大约有160多个家系，根据功力不同在家族中的地位也是有高低之分的，如16，18，31，33，35，39，45，51，52，56，58，59，66，68型等，她们喜欢和宫颈癌及癌前病变强手联合，致癌性比较强，被司令部称为高危型HPV，在亚洲国家，16、18型可以说是武林大盗，不过近年来人们发现52、58型逐渐增多，所以亚洲女性对这四位比较忌惮。还有几位如6、11、42、43、44型，因为其和宫颈癌关系不太密切，只会引起生殖泌尿系统湿疣，呼吸道息肉及轻度上皮内病变，所以地位不高，叫低危型HPV。

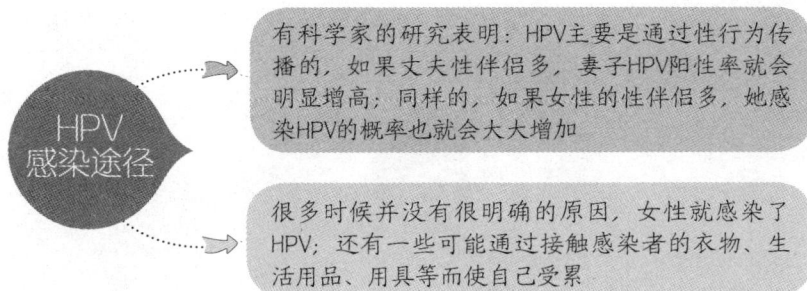

HPV感染途径

有科学家的研究表明：HPV主要是通过性行为传播的，如果丈夫性伴侣多，妻子HPV阳性率就会明显增高；同样的，如果女性的性伴侣多，她感染HPV的概率也就会大大增加

很多时候并没有很明确的原因，女性就感染了HPV；还有一些可能通过接触感染者的衣物、生活用品、用具等而使自己受累

什么是宫颈上皮内瘤变？

宫颈上皮内瘤分为低级别和高级别病变，高级别病变是宫颈癌前病变。长期的HPV病毒进攻城池，攻破了第一道大门，导致细胞异型增生，分化不良，排列紊乱，细胞核异常变形所致，也就是低级别病变。皇宫一共有三道大门，强盗们只是攻破第一道大门，但是还没有进入第二道大门，暂时皇宫还是安全的，如果这时候皇宫还是置之不理，或者守城的免疫力依旧没有能力抵抗外来的侵略，强盗们一旦进入第二道大门，就会把宫颈细胞分化，让他们变质，从新编排细胞队伍，使细胞核异常，核分裂增加，排列紊乱更加严重，成为他们的组织，称为高级别病变，包括CIN2和CIN3，一旦突破第三道大门，皇宫就沦陷了，就成了宫颈癌。由此可见，提高免疫力，保卫皇宫，意义重大。

如何提高免疫力？

首先，保持乐观的情绪，规律起居，健康饮食，健康的生活方式，是提高免疫力的保证，还要适当体育锻炼。

其次，不要有太大的压力，精神放松，保持良好的人际关系和社会关系，友好相处；再者家庭和睦，关系稳定，洁身自爱，性伴侣固定，不吸烟，预防性病。

早期检查、早期诊断、早期治疗非常重要。只要按时筛查，按时体检，预防宫颈癌，小主们完全可以做得到！

免疫力强大了，强盗们就会被赶出身体，不给他们留有入侵机会，即使入侵，身体也会在8～12个月期间，把他们赶出身体，或者清理掉。

当然对于那些免疫力低下者，战争也不会很快结束，两军对峙，不分胜负，也许会持续很多年，这就是HPV病毒持续感染，有的抵抗力增强了，皇军打败了强盗，病毒被清除，如果HPV强盗战胜，皇宫大门被攻破，根据HPV进入皇宫大门的情况，人体会患宫颈低级别病变和高级别病变，高级别病变是癌前病变，攻破三道大门进入皇宫人体就会患宫颈癌。

从强盗入侵到攻破皇宫三道大门，一般需要10年或者20年的时间，在这漫长的岁月里，我们有充足的时间发现宫颈癌，所以早期检查、早期诊断、早期治疗非常重要。只要按时筛查，按时体检，就可有效预防宫颈癌。

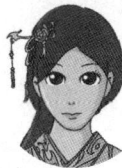

皇宫大门被攻破——宫颈癌

话说HPV强盗来势凶猛，阵势强大，皇宫守门员大败，强盗们长驱直入，最终导致了宫颈癌变。

宫颈癌变有什么临床表现？

1 阴道出血，常表现为接触性出血，有的患者在性生活时有出血，量多少不定，有的患者在妇科检查后阴道出血，也可以表现为不规则的阴道出血，时有时无，淋漓不断；老年患者常常表现为绝经后阴道不规则出血，出血量多少不定，如果侵犯大血管，可能会引起大出血，有生命危险。

2 有的人会有阴道排液，白色或血性，或者如水样或米泔样、有恶臭味，或感染后有脓性白带。

3 晚期症状：根据HPV侵犯的范围、癌灶大小，表现各有不同，有的尿频、尿急、便秘，有的癌灶压迫输尿管，导致尿潴留、输尿管梗阻、肾衰、大出血贫血、恶病质等，晚期患者非常痛苦。

宫颈癌诊断"三阶梯"步骤

1 做宫颈脱落细胞学检查，目前常用的是TCT（液基薄层细胞检测）或LCT（液基细胞学检测），有时它会和HPV一起检测，那就可以直接进到第二步骤。

2 做阴道镜检查。

3 如果阴道镜检查有问题，则需要做宫颈组织病理学分析诊断。

一旦皇宫大门被攻破，此时强盗已经很厉害了，要想彻底清除，只能舍去皇宫，把整个皇宫全部移走，通往皇宫的淋巴通道也要全部切断，以防强盗从各个通道入侵整个身体。如果强盗进入皇宫，顺着各个通道进入皇宫的侧门，入侵骶主韧带以上的地方，强盗们盘根错节，会把整个腹腔、阴道甚至肛门都占满，此时手术很难将他们彻底切除，可以选择化疗，也可以用放疗，制约强盗的进攻。然而，放疗和化疗虽然有一定的作用，但很难完全清除强盗，也许到了晚期只会改善暂时的症状。

由于宫颈癌对身体的破坏力很大，因此更应积极预防，尽量做到早期发现、早期控制、早期治疗。

预防外敌侵略，做好防御战
——宫颈癌疫苗

话说皇宫大门被重兵把守，面对外来强盗HPV入侵宫颈，如何早期发现敌情，皇宫应采取什么战略方针呢？

首先，司令部研发出来的宫颈癌（HPV）疫苗，给皇宫的士兵都穿上坚不可摧的战袍，可使皇宫具有免疫力。

疫苗有很多种，包括二价、四价和九价

二价

二价疫苗是用来专门对付HPV16、18的新型武器。

四价

四价疫苗是用来对付HPV6、11、16、18。

九价

九价疫苗，是用来对付HPV6、11、16、18、31、33、45、52、58的，这些新型武器已经经过临床实践，用于人体是安全有效的。

哪些人是接种群体呢？

HPV疫苗接种最好是在女性有第一次实质性性接触之前，所以最佳开始接种年龄是11～12岁。美国人推荐的接种年龄是9～26岁。全球范围内一般认为可以在9～45岁之间。目前获准进入中国的有三种疫苗，二价

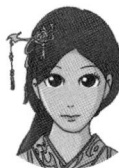

全球范围内一般认为可以在 9 ～ 45 岁之间。目前获准进入中国的两种疫苗，二价疫苗的推荐接种年龄为 9 ～ 25 岁，四价疫苗的推荐接种年龄是 20 ～ 45 岁。

疫苗的推荐接种年龄为9～25岁，四价疫苗的推荐接种年龄是20～45岁。九价疫苗的推荐接种年龄是16～26岁。

疫苗通常需要打几针才有效？

HPV疫苗通常分3次注射给药，共6个月，才能有效。分别是第0、1、6月给药（二价疫苗）；或者第0、2、6月给药（四价、九价疫苗）。

疫苗注射多久之后才有预防作用？

疫苗不是止痛药，不会立竿见影，既然要6个月内打3针，那就至少要等6个月。实际上，有研究显示，接种第一针疫苗7个月后，就能发挥抵抗病毒感染的作用了。所以，有作战能力大约为半年后。

HPV疫苗有什么副作用吗？

任何疫苗或药品都存在可能的副作用。HPV疫苗出现严重副作用的

案例极少，常见症状通常很轻微，如注射部位出现红疹、肿胀及疼痛。其他副作用包括发烧、恶心、晕眩，肌肉无力及麻痹等，但与所有疫苗一样，通常是是利大于弊的。

怀孕期间和哺乳期间能否接种HPV疫苗？

暂时不推荐孕妇和哺乳者接种宫颈癌疫苗，一般建议等宝宝出生和断奶后再接种HPV疫苗。

接种HPV疫苗后怀孕了怎么办？

目前没有发现HPV疫苗对胎儿有不利影响。所以，如果在疫苗接种的6个月内或者更短的时间意外怀孕，可以严密观察继续怀孕。但是，如果后面的一针或两针没有接种完，也不建议继续接种，等怀孕分娩结束再继续接种完剩余的疫苗。

男性是否可以接种HPV疫苗？

男人在HPV的传播中具有重要的作用。因此，理论上对男性进行HPV疫苗接种，可以减少HPV的传播。尽管理论上男性接种HPV疫苗有用，但目前还没有明确证据显示男性接种HPV疫苗对女性宫颈癌的预防有多大作用，但是可以预防生殖器疣。

接种HPV疫苗前需要进行HPV检测吗？

考虑到HPV可以反复感染，一般认为接种前无需检测体内有无HPV感染。但是从医生角度，如果感染过HPV或者由此造成了宫颈病变，则另当别论，还是治疗转阴后再接种更好。

接种疫苗后还需要接受HPV筛查吗？

无论接种二价、四价还是九价疫苗，接种疫苗后仍然需要定期筛查。因为现有疫苗，包括九价疫苗并不能预防所有类型的HPV。

就宫颈癌三级防控而言，接种宫颈癌疫苗属于一级防控，而筛查属于二级防控，对宫颈癌的诊治属于三级防控。皇宫卫士要层层把关，时时提防外来强盗的入侵。

注射HPV疫苗后免疫保护能维持多少年？

对于接种后的保护期限，已知的是接种二价和四价疫苗后抗体至少可以保护10年。

作为皇宫的卫士，做好准备，时时刻刻保护好皇宫安全的责任重大。但在做好防御的同时，也要做好自己的保护，只有免疫力强了，才不会被强盗入侵。

第六章

了解妇科内分泌，
为怀孕做准备

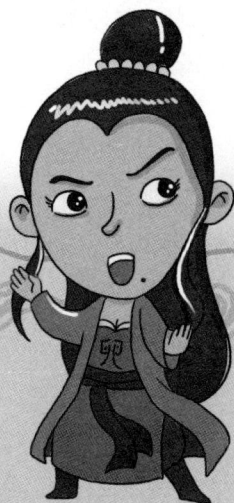

基础体温测定——监测排卵期

当前有许多方法可以了解卵巢的功能，如抽血查性激素，也就是检查卵妃和皇后的女工做得如何，B超可以直接看卵宫中卵妃的储备情况，并且监测卵妃的成长过程。然而还一种既简单又省钱的方法，即基础体温测定，只需要一根水银温度计、一张纸和一支笔。

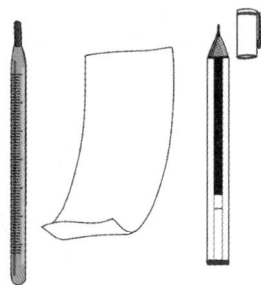

测量方法：晚上睡觉前把体温计的水银柱甩到35℃以下，放在随手可取的地方，早上睡醒后不要起床也不要喝水、上厕所等，一睁眼就把体温计放在舌下，静等5分钟，拿出来读数，并记录在纸上。把每

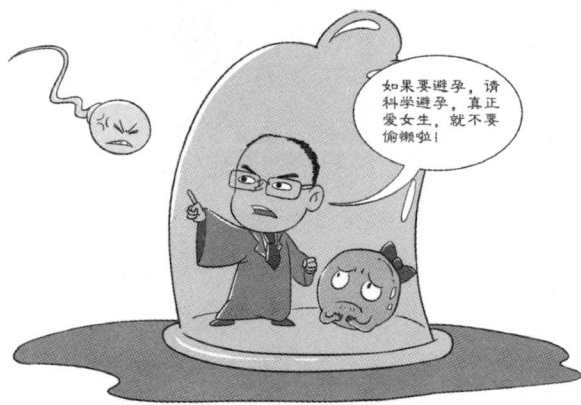

天记录的体温连成曲线，再把月
经、性生活的时间也记录上，做
成基础体温曲线。

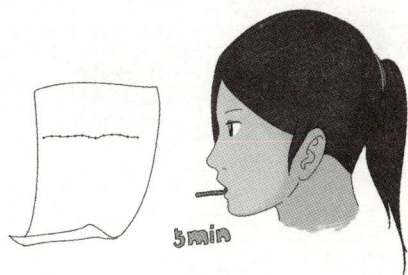

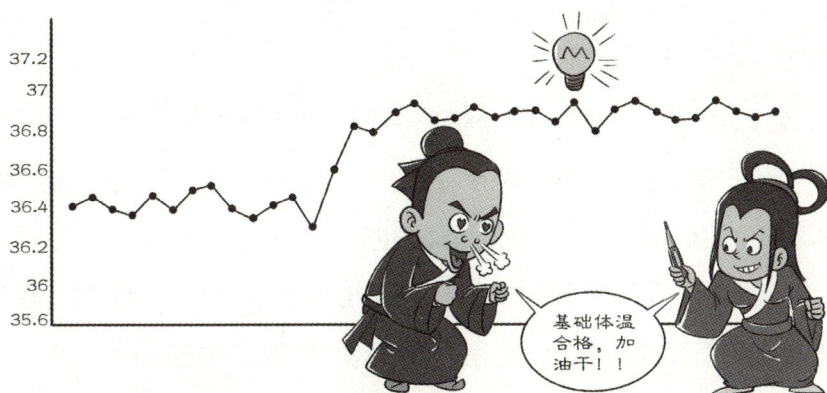

卵巢功能成熟的女性受到卵巢分泌的性激素的影响，基础体温会
有规律的波动。排卵后受孕激素的影响，基础体温会较排卵前升高
0.3℃~0.5℃，并且维持14天左右，月经期会下降至排卵前水平，如
果14天后体温曲线没有下降，也没有来月经，就有可能是怀孕了。如
果到了排卵日体温还是不升高，一
般就提示没有排卵。

当然这种方法也不是100%准
确的，如果想准确地知道卵巢的功
能或者排卵情况，还是要配合相关
的检查。不过用这种方法做个卵巢
功能的初筛或者自我的检测还是比
较实用的。

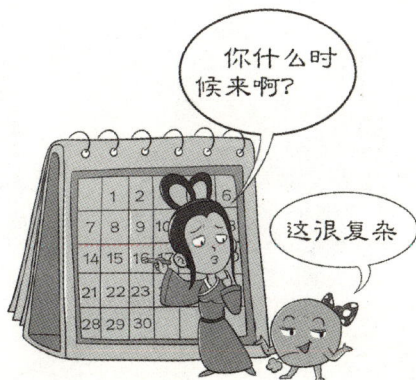

是谁堵了迎亲路——输卵管不通

皇宫大院内，从皇宫出发通向卵宫的路上，吹笛奏曲的一派迎亲队伍，浩浩荡荡，前呼后拥，原来今天是皇上娶妃子的大喜日子。皇上内心焦急，步履匆匆，因为今天是他跟丽妃见面的日子，皇太后已经下旨，3天内他一定要见到丽妃，并宠幸丽妃，这个皇宫才归他们居住，否则他这个皇上将被废掉，皇宫也将给别的新皇上和妃子居住。皇上走着走着，听前方太监来报，从皇宫到卵宫的路上，被倒塌的墙堵死了，几个士兵正在挖墙，可是这堵墙如铜墙铁壁，非常结实，无法攻破。当3天已过，皇上和他的部下累得筋疲力尽，竭尽全力依旧没有攻破那堵墙，于是皇上伤心痛哭，万般无奈，只得带着队伍撤退。

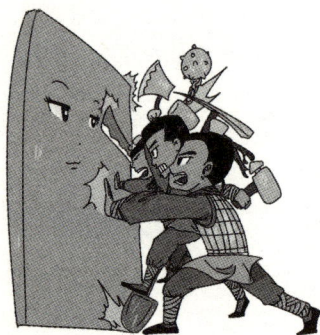

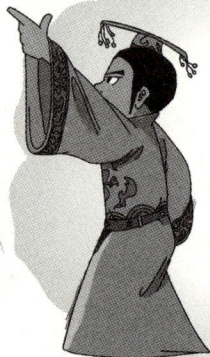

他命令队伍使出浑身解数，用尽所有办法，可是那堵墙依旧纹丝不动。

上面说的可不是什么戏文，这是文文的后宫正在上演的一幕。

文文今年28岁，结婚3年了，夫妻恩爱，家庭美满，夫妻生活正常，唯一不顺心的是两人没有避孕，也没有怀孕。于是去医院检查，发现文文的双侧输卵管严重堵塞，就是说精子皇上无论怎么努力都不会见到嫔妃了，所以这种情况下，文文是不会怀孕的，虽然她月经正常，按时排卵，可是由于输卵管不通畅，堵住了皇上和妃子约会的通道。

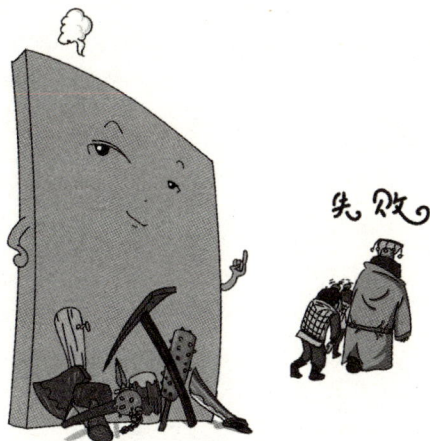

文文身体看上去很健壮，怎么会发生这样的事情呢？原来文文12岁时曾患肺结核，治好后以为没事了，谁曾想会感染盆腔，成了盆腔结核。盆腔结核广泛粘连，导致输卵管严重堵塞。文文要想怀孕，只能用辅助生育的方法来圆她做妈妈的愿望了。

造成输卵管堵塞的原因有很多，如慢性输卵管炎症，包括淋病奈瑟菌、结核杆菌、沙眼衣原体感染，造成输卵管积水，或者黏膜破坏，子宫内膜异位症造成盆腔粘连等，都可能造成输卵管不通畅，根据文文结核病病史，还是考虑她是由结核杆菌感染引起的。

输卵管

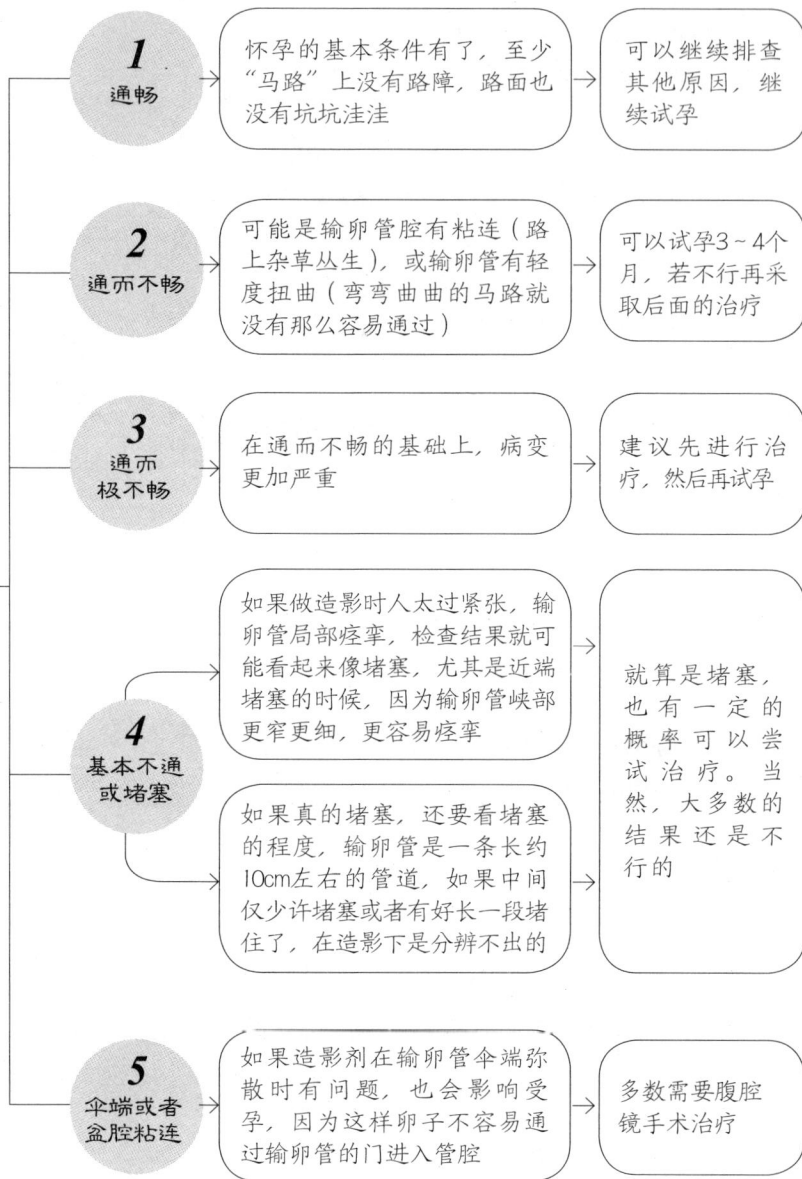

1 通畅
怀孕的基本条件有了，至少"马路"上没有路障，路面也没有坑坑洼洼 → 可以继续排查其他原因，继续试孕

2 通而不畅
可能是输卵管腔有粘连（路上杂草丛生），或输卵管有轻度扭曲（弯弯曲曲的马路就没有那么容易通过） → 可以试孕3~4个月，若不行再采取后面的治疗

3 通而极不畅
在通而不畅的基础上，病变更加严重 → 建议先进行治疗，然后再试孕

4 基本不通或堵塞
如果做造影时人太过紧张，输卵管局部痉挛，检查结果就可能看起来像堵塞，尤其是近端堵塞的时候，因为输卵管峡部更窄更细，更容易痉挛

如果真的堵塞，还要看堵塞的程度，输卵管是一条长约10cm左右的管道，如果中间仅少许堵塞或者有好长一段堵住了，在造影下是分辨不出的 → 就算是堵塞，也有一定的概率可以尝试治疗。当然，大多数的结果还是不行的

5 伞端或者盆腔粘连
如果造影剂在输卵管伞端弥散时有问题，也会影响受孕，因为这样卵子不容易通过输卵管的门进入管腔 → 多数需要腹腔镜手术治疗

物竞天择，适者生存——生化妊娠

　　有位孕妈35岁了，结婚多年，夫妻恩爱，家庭幸福，一直忙于工作，一年前工作稳定，事业有成，开始考虑生个宝宝。备孕很长时间后有一天她发现停经35天，于是自测早早孕试纸，呈弱阳性，到医院化验血绒毛膜促性腺激素（HCG）也高于正常，孕酮（黄体酮）结果也显示怀孕，只是B超还没有看到孕囊，医生认为可能孕周太小，一周后复查，异常随诊。

　　夫妻俩欣喜若狂，但过了3天后，即停经38天时，忽然没有任何预兆出现阴道出血，便赶快到医院就诊，B超显示宫腔内依旧没有看到孕囊，再查血HCG数值，虽然比正常偏高，但是和前几天比较，不但没有增长，反而还下降了，医生考虑为生化妊娠，并嘱咐他们随时观察阴道出血量，出血不多，一周后复诊。他们听了之后一脸疑惑，为什么会出现生化妊娠呢？

　　精子皇上和卵妃结合成为受精卵，受精卵结合7天后，就会分泌绒毛膜促性腺激素，再过1周后，用早早孕试纸就可以测出来，受精卵虽然结合会分泌激素，但是精子皇上必须带卵妃回到皇宫里并着床才可以壮大，得以生存。然而，如果皇上虽然宠幸了卵妃，俩人结合了，但是皇上没有带卵妃回宫，或者回了皇宫，却没有着床，这种妊娠就称为生化妊娠。

大多数人的受精卵可以在皇宫着床，生长发育，为何这位孕妈却出现了生化妊娠？其原因很多：

1 胚胎因素：胚胎或者胎儿染色体本身异常所致，这个因素占50%～60%.除遗传因素外，有的感染、药物等因素也可以造成胚胎染色体异常，这是大自然规律，一般不影响下一次怀孕，如果多次发生这样的情况，就要上医院做进一步检查。

2 卵巢黄体功能不健：孕酮分泌不足，子宫内膜异常，影响皇上和卵妃着床。

3 子宫因素：如子宫发育不良、子宫黏膜下肌瘤、子宫内膜息肉、宫腔粘连、子宫内膜结核等。

3 免疫因素：包括同种免疫功能异常和异种免疫功能异常。

逗留宫外惹祸端——宫外孕

医院急诊室里，医生护士正忙成一团，刚才来了一名年轻女患者，面色苍白，表情痛苦。陪同她的老公说她两个多月没有来月经，自己用验孕棒测试怀孕了，正准备这几天来医院检查，就一直没有做B超，没想到突然间腹痛难忍，赶忙来医院求助。医生护士急忙各司其职，测血压70/40mmHg，患者处于休克初期，抗休克、补液、化验、B超，各项检测按部就班、有条不紊地进行着，从腹腔抽出红色不凝血液，初步诊断为宫外孕。医生在家属同意后进行了紧急手术。通过腹腔镜探查，发现其输卵管上有一包块，正在出血，腹腔里满是鲜红的血液，于是紧急把输卵管切除，保住了性命。

好端端的一个人，为何会发生宫外孕呢？让我们走进这位患者的后宫，看看她的后宫发生了怎样神奇的故事。

这位患者的后宫富丽堂皇，宜居佳人。最近下丘脑皇太后开恩，让垂体皇后给皇上物色一位美妃，很快便寻到了。美妃纤纤玉腰赛飞燕，肤若凝脂如西施，更兼琴棋书画、舞蹈美容、养生厨艺，样样精通，在

异位妊娠 → 指受精卵在子宫腔外着床发育的过程

→ 最常见的是输卵管妊娠，比较新型的是剖宫产切口妊娠，还有宫颈妊娠、宫角妊娠、卵巢妊娠、腹腔妊娠等

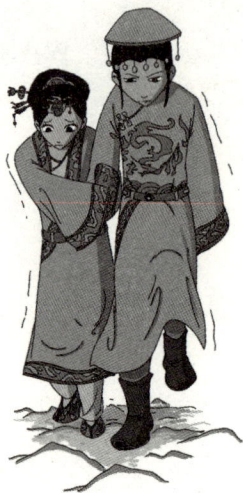

众多嫔妃中脱颖而出，深得皇太后、皇后喜爱，为精子皇上择下吉日良辰以成大礼。皇上对美妃期盼已久，好不容易等到排卵日，到了他们相见的日子，精子皇上早早地出了子宫门，通过长长的输卵管巷子，来到巷口恭候美妃。被送进卵巷的美妃仪容华贵，优雅婀娜，于是皇上宠幸了美妃。两人如胶似漆，携手经过卵巷，准备回皇宫，然而由于这位患者有长期的慢性炎症，卵巷凹凸不平，狭窄难行，皇上一个人通过没有问题，可是携带美妃就很难通行，两人走走停停，困在了卵巷内。可是皇宫内规矩甚严，明确规定皇帝与妃嫔见面后，皇上若喜欢妃子，须在宠幸后携妃子在4天内进入子宫皇宫，如果在第4天天黑时两人还没有进入皇宫，就只能在宫外住宿了。就这样他们在卵巷内找了家小客栈住下。皇上和宠妃结合是要传宗接代的，他们越变越大，小客栈设施简陋，狭小黑暗，没有皇宫那么大的可容纳性，哪容得下他们这样日益增长，随着一阵剧痛，客栈被撑破了，两人没了藏身之处，就此丢了性命。这也就是患者发生宫外孕，肚子疼痛，输卵管妊娠破裂的原因。

由此可见，育龄期妇女一旦有停经史、腹痛或者阴道不规则出血，一定要及早就医，排除宫外孕；宫外孕出血是致命性大出血，不仅关乎女性的再生育功能，而且关系到其生命。

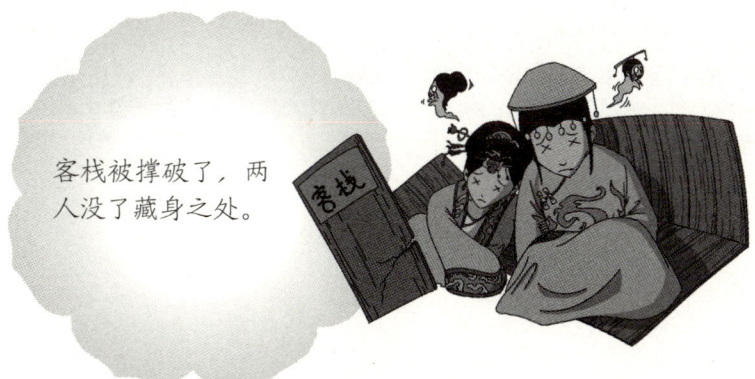

客栈被撑破了，两人没了藏身之处。

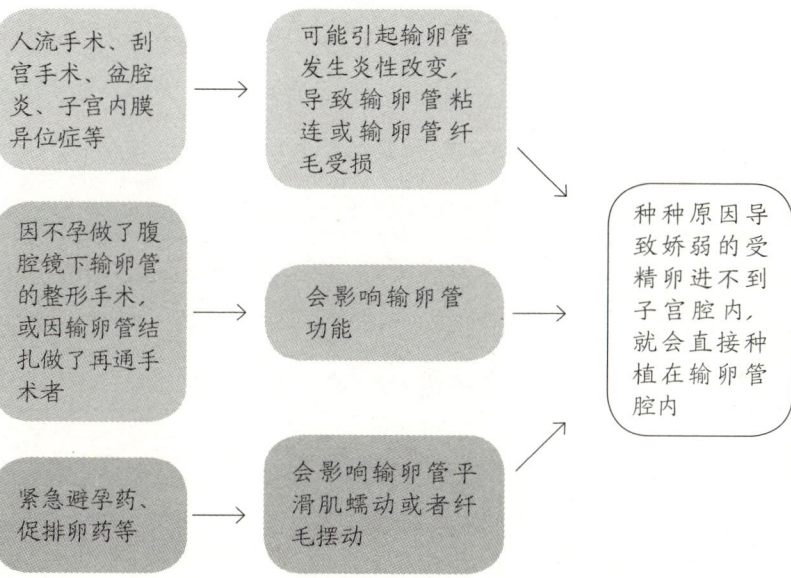

人流手术、刮宫手术、盆腔炎、子宫内膜异位症等 →	可能引起输卵管发生炎性改变，导致输卵管粘连或输卵管纤毛受损	
因不孕做了腹腔镜下输卵管的整形手术，或因输卵管结扎做了再通手术者 →	会影响输卵管功能 →	种种原因导致娇弱的受精卵进不到子宫腔内，就会直接种植在输卵管腔内
紧急避孕药、促排卵药等 →	会影响输卵管平滑肌蠕动或者纤毛摆动	

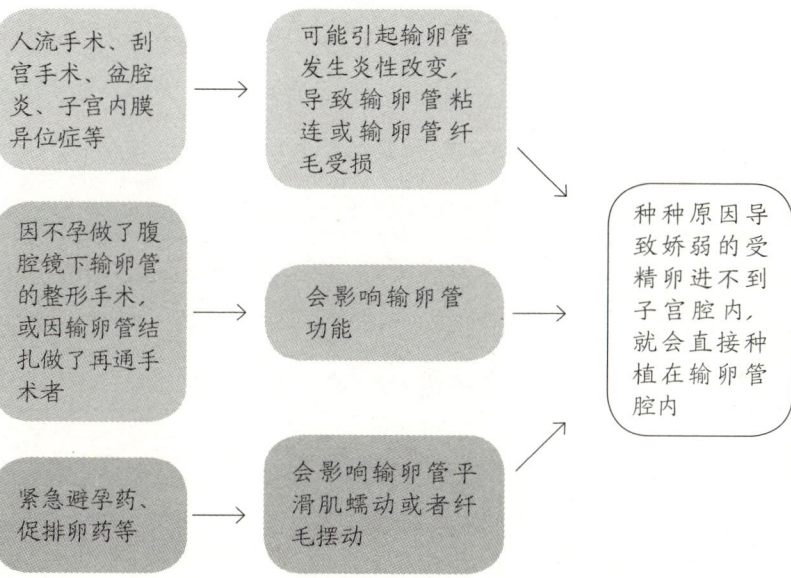

第六章 了解妇科内分泌，为怀孕做准备

盛怒之下断生路——宫腔粘连

　　小芳和未婚夫一见钟情，认识没多久就同居了。两个年轻人恩爱有加，但由于避孕措施做得不到位，小芳已经做了3次人工流产。前两次做完后一切正常，可是3个月前她又做了第3次人工流产，做完后就再也没有来月经，于是去医院做检查，诊断为宫腔粘连，需要做宫腔镜分离手术。

　　小芳怎么也想不明白，原本自己身体很健康，月经正常，也可以怀孕，可是做了3次人工流产后，为何就不来月经了，更为可怕的是还发生了宫腔粘连？让我们走进她的皇宫，看看发生了怎样不可思议的事情。

　　子宫是精子皇上和他喜欢的妃子共同居住的家园，垂休皇后会命令宫女每个月为皇宫铺床。如果皇上遇到喜欢的妃子，并宠幸了她，他们就会到皇宫定居；如果本月皇上没有和妃子双双入住，本着一主一换的原则，皇后就会命令撤被子，重新再铺床，以迎接下一位妃子和皇上的到来。小芳的皇宫一开始

> 小芳原本身体很健康，怎么会发生宫腔粘连呢？

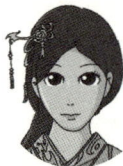

打造得非常豪华，宽敞明亮，富丽堂皇，舒适宜居，所以皇上和妃子先后入住了3次。可是小芳却另生枝节，一次次雇佣高人对皇上和皇妃痛下杀手，还把皇宫洗劫一空。每一次都是一场劫难，皇宫里里外外无一处不受到重创，皇后伤心极了却也没办法，只得每次劫难后都含泪花重金再做修缮。但第3次皇宫遭劫后，皇后再也拿不出资金好好修缮后宫了，于是为防再次遭劫，便命令宫女把皇宫大门关上，中间所有路径全部堵死，不留任何空隙。不再铺床也不准入住，自然就不会来月经，更不能怀孕了。

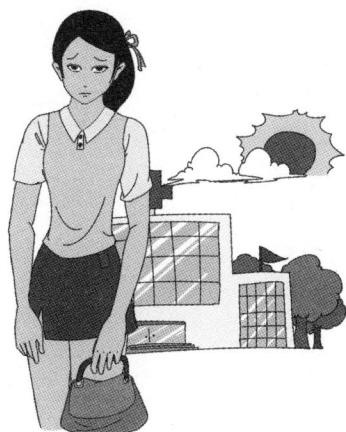

总之，两情相悦是好事，但如果暂时不准备要孩子，请一定要做好避孕，免得皇后发怒，关了皇宫大门，断了皇上的去路。

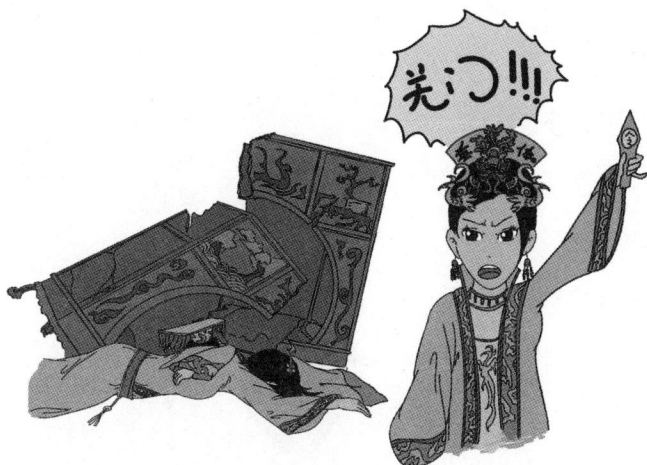

关门!!!

国舅爷对太子的控制
——妊娠合并甲状腺功能减退症

　　小美本是个活泼好动的女生，如今才怀孕3个月，却变得少言懒语，倦怠乏力，表情淡漠，反应迟钝，食欲不好，家人怎么看也不放心，于是去医院做孕检，发现她的甲状腺功能异常，被诊断出妊娠合并甲状腺功能减退症。这是怎么回事呢？

　　原来是因为小美的甲状腺功能减退导致的。体内垂体皇后分泌促甲状腺激素作用于甲状腺，使其分泌甲状腺激素，而甲状腺激素反过来会影响垂体皇后，若甲状腺出了问题，就会影响垂体和胎盘功能，容易发生流产、早产，胎儿宫内生长受限，太子一直在甲状腺功能减退的环境里生长发育也会受到影响，出现智力低下。幸好小美及时发现，医生给予补充甲状腺激素的治疗，2周后复查，甲状腺功能恢复正常，挽救了太子。

　　因此，为了孕妈和胎儿的健康，按时孕检、及时孕检、有异常随时孕检非常重要，切记切记！

> 甲状腺出了问题，就会影响垂体和胎盘功能，容易发生流产、早产。

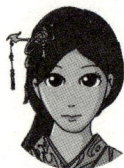

皇宫大院里的陷阱
——二胎遇上"上胎剖宫产"

　　有位孕妈40岁，第一胎是剖宫产，宝宝12岁了，赶上了"二孩时代"，决定家里再添一丁，停经2个月了，测验孕棒显示阳性，觉得自己是"过来人"，有经验，妊娠反应也正常，便一直没有去医院检查，计划等到3个月时再去做孕检，可是一天晚上出现阴道流血，虽然不多，可依旧很害怕，于是赶快去医院检查，提示剖宫产疤痕部位妊娠。这下可把孕妈吓坏了，这是怎么回事呢？

好丑

　　现在的剖宫产，子宫切口基本都位于下段，剖宫产一次，子宫终生都会有疤痕，有的人愈合良好，有的人愈合不是很好，疤痕部位有微小的裂孔，当精子皇上携带卵妃到皇宫定居，运行过快或者发育缓慢，在通过皇宫大院宫腔时，未具备种植能力，当抵达疤痕处时，通过微小裂孔，进入子宫肌层而着床。由于皇宫下段肌层较薄弱，加上剖宫产切口瘢痕缺乏收缩能力，血供又不好，在孕早期就会出现流产征兆，如果做人工流产或者刮宫术，很容易出现致命性大出血，如果妊娠继续发展，还会出现子宫穿透，或者向膀胱发展，穿透膀胱。

　　听到这里，孕妈心里十分害怕，她该怎么办才好？首先要根据个

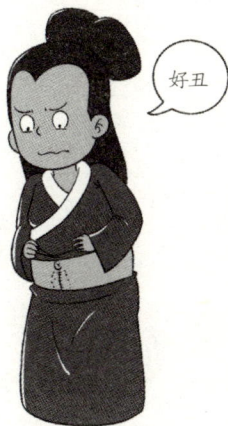

第六章 了解妇科内分泌，为怀孕做准备

129

人的病情施以治疗，保守治疗或进行手术治疗。其次，具体情况还是要听医生的。总之，不能在疤痕部位继续妊娠，否则会关乎孕妈的性命安危。可见女性的皇宫处处有陷阱，要慎重再慎重！

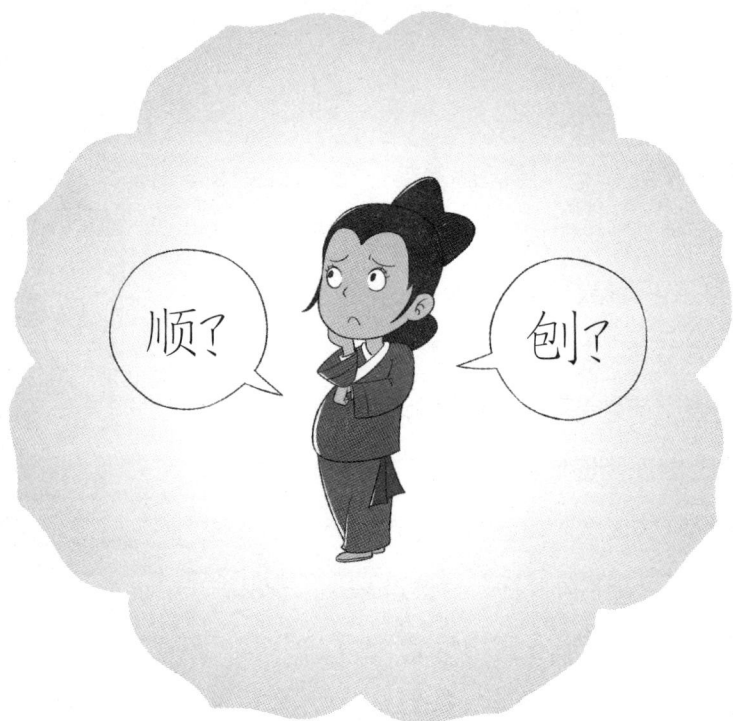

人类的可控生殖——试管婴儿

皇太后一直操心着皇族传宗接代的大事，但事与愿违的事可是真不少。有的夫妻结婚多年也不孕，原因有很多方面，有的是因为女方卵宫排卵异常，有的是因为卵妃与皇上见面的输卵管巷堵塞了，也有的是男方的精子质量出了问题，还有一些是因为免疫方面的问题。总之要想怀孕，需要天时、地利、人和才行。

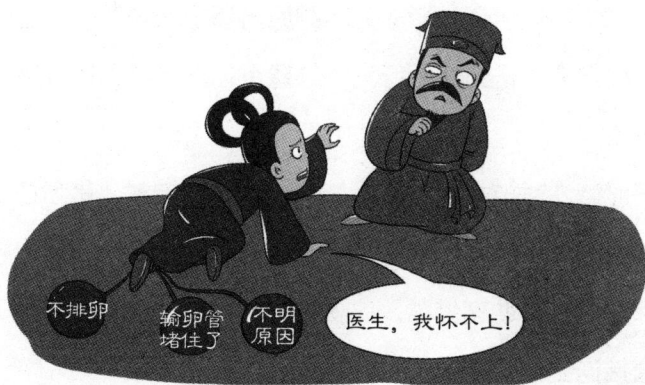

不排卵　　输卵管堵住了　　不明原因

医生，我怀不上！

伟大的人类在繁衍生息这方面一直做着不懈的努力。试管婴儿技术的出现圆了许多不孕夫妻的生育梦。什么是试管婴儿技术呢？下面就来了解一下这项神奇的技术。

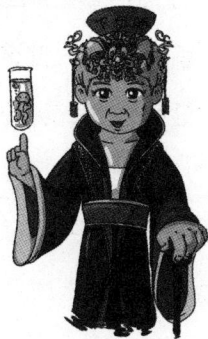

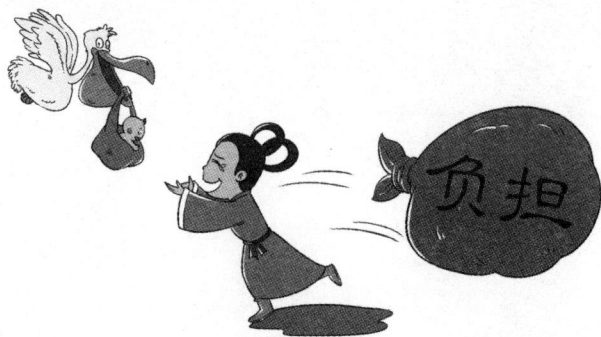

说到试管婴儿技术，不得不提试管婴儿之父，他是英国生理学家罗伯特·爱德华兹，自20世纪50年代开始研究体外受精技术，1969年他在试管中培育出第一个胚胎，1978年7月25日世界上第一个试管婴儿露易丝·布朗在他的研究下诞生了。

体外受精技术被称为第一代试管婴儿技术，让精子、卵子在体外一个适合的环境中自然结合，形成受精卵后再移植入子宫中。也就是把卵妃从后宫中接出来，送到一所行宫中与皇上见面，等到二人结合后再送回皇宫中安家。

单精子显微注射技术被称为第二代试管婴儿技术，是当精子与卵子无法自然结合时，用一根很细的针在卵子壁上扎一个小孔，再将精子直接注射到卵子内，帮助其受精。这就相当于直接给皇上选了个良配，没得选择，直接送到卵妃怀抱中。

后宫的制度那么森严，怎样把卵妃请出后宫呢？

首先需要大批选妃，使用特殊的药物发出类似皇太后和皇后的指令，让卵宫中的卵妃一起成长，等到多个卵妃都长大时，就请她们出宫，从阴道后穹窿（相当于离皇宫和卵宫最近的地方，也是最薄的地方）用一根取卵针打一个小洞，取卵针直达卵宫，把长大的卵妃们接出后宫，然后送入适合她们生长的行宫中等待与皇上见面。

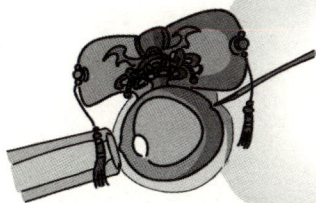

用一根很细很细的针在卵子壁上扎一个小孔。

目前这种技术的成功率在不断提高，但是也可能会出现一些并发症。

1 卵巢过度刺激综合征：就是由于人为地让多个卵泡生长，造成人体内一些因子发生改变，使血管内的液体漏到腹腔甚至胸腔内，引起胸腹水，出现腹胀、胸闷、气短等症状，轻者可以自行恢复，重者要住院治疗。

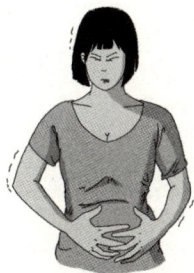

2 取卵时造成副损伤：即在宫墙上打洞时，误伤了临近的建筑，如膀胱、肠管，或者穿入血管，造成严重的损伤则需要手术修补治疗。

3 卵巢扭转：多个卵妃的同时生长，让卵宫的体积明显增大，造成了根基不稳，容易使卵巢颠倒、扭转，严重的需要及时手术治疗，否则整个卵宫就保不住了。

4 多胎妊娠：由于试管婴儿技术的成功率不是100%，医生往往会把两个或者多个受精卵同时放进子宫里，一般情况是成活一个，但也有两个或者多个都成活的。多胎妊娠出现流产、早产和妊娠期糖尿病、高血压、产后出血的风险明显增高。因此多胎妊娠对母子是不利的，必要时要进行减胎。

第七章

摆脱内分泌烦恼，
拥有"性"福生活

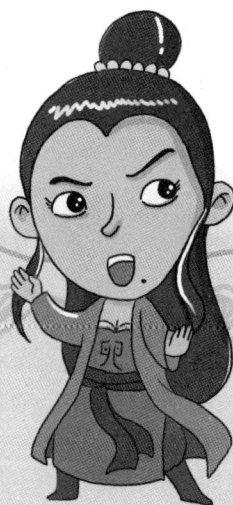

不方便接待"大姨妈"有方法——调经药

"月经、月经，每月必经"，女人每个月总有那么几天不太方便，尤其是遇到大事时，比如女运动员要参加国际大赛，不可能因为月经来了就给加分，再比如一年中就那么几天休年假要去海边玩，带着月经总会不方便，还有的学生要参加高考了，不想因为月经而分心，怎么办？

这时候也可以用蒙蔽的方法来骗一骗皇后和皇太后。卵妃出阁后，卵巢分泌的孕激素逐渐增多，至7天时达到最多，如果卵妃没有遇到皇上而香消玉殒，孕激素在达到高峰后就逐渐下降了，再过7天左右降至最低，皇宫内的铺盖就要翻新了，也就是要来月经了。如果卵妃遇到了皇上，那卵巢分泌的孕激素就不会降低，会继续维持较高的水平，有利于皇上和卵妃在皇宫内安家。如果有特别重要的事情要做，也可以调整一下皇宫的翻新时间，在排卵后的7天内不等孕激素下降的时候就开始口服一些孕激素药物，人为地维持孕

> 在排卵后的 7 天内不等孕激素下降的时候就开始口服一些孕激素药物，人为地维持孕激素的水平不要下降。

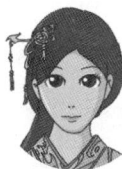

若雌、孕激素生成异常，或失去规律性，尤其是孕激素异常

容易出现月经不调，如数月不来月经、月经来得太频繁，或月经中间有少量出血等

此时，避孕药可以来帮忙，因为其含有雌激素和孕激素。根据月经周期的特点搭配服用，吃一段时间，月经慢慢就会正常了

调经药

一些年轻姑娘，月经量特别大者

可以用口服避孕药来止血和调整周期

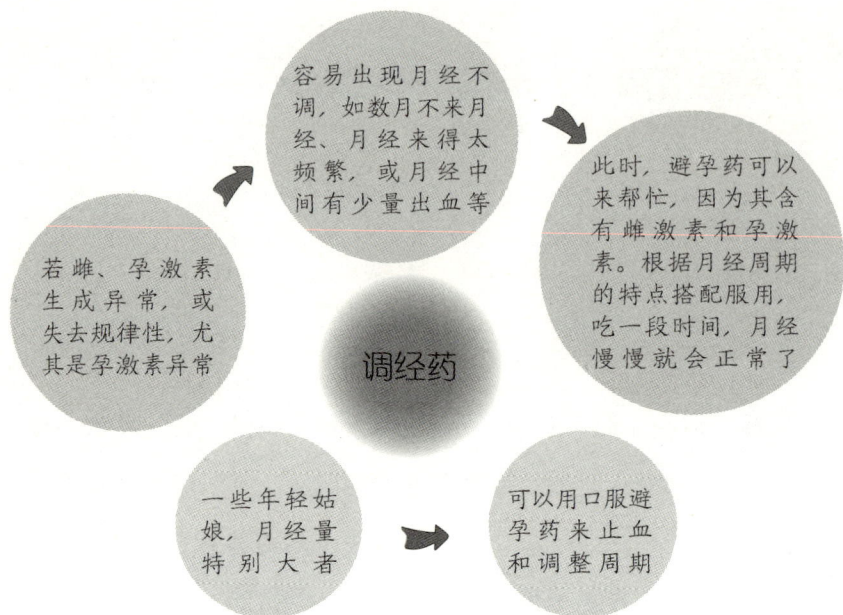

激素的水平不要下降，这样皇后和皇太后就会被暂时蒙蔽一阵子，以为皇上和卵妃结合了，也就不会翻新皇宫了。等到大事过去了，停服孕激素，皇后和皇太后就会发现孕激素降低，从而会再次发号施令。

这种方法一定要注意使用的时间，如果使用过晚就起不到蒙蔽的作用了。

皇上的奔跑速度不容忽视
——体外射精避孕不可选

随着时代和人类文明的发展，人们逐渐认识到了繁衍与避孕的关系，从而产生了多种简便、安全的避孕方法。但是现在每年还是有很多意外怀孕、人工流产的人，这是为什么呢？其实很多避孕失败的人可能是因为不知道怎么避孕，还有一些人正在用一些不可靠的避孕方法，如体外射精。

> 随着时代的发展，人类文明的发展，人类逐渐认识到了繁衍与避孕的关系，现在已经有了多种简便、安全的避孕方法。

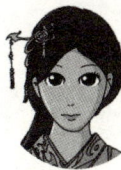

体外射精 ➡ 其实在感觉要射之前就有部分精子已经出来了，失败率高达50%以上

阻止精子、卵子结合的最基本方法就是不让他们见面，在古代为了避孕就有禁欲和抽出的办法。禁欲显然是年轻男女不愿意接受的，于是就有了体外射精的方法，也就是古代所谓的抽出之法，在男性排精之前离开女性的阴道，将精液排在体外，以达到避孕的目的。然而，用这种方法避孕的人可能并不知道精子皇上可是运动健将，在男性达到性高潮

之前其实已经有一小部分先遣部队已经偷偷溜出去了，所谓偷偷溜出去就是指在男性根本不知情的时候出去的，这样后续的抽出也就没有意义了。那一小部分先遣部队足以奔向皇宫中的卵妃了。

所以说，体外射精是不可靠的，应该选用正确的避孕方法，如避孕药、避孕套等。

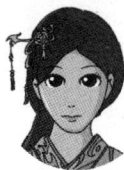

阻止精卵结合的最基本方法就是不让他们见面了，在古代为了避孕就有禁欲和抽出的办法。

卵妃出阁的时间不是一成不变的
——安全期避孕不可靠

人们常说的安全期是指避开卵妃出阁那几天，其余的时间都是安全期，认为只要卵妃不在就不会受孕。殊不知卵妃出阁不只受皇后委派，有时候也有意外发生，本不该出阁之时恰巧遇到皇上来了，于是便快速长成并出阁与精子皇上结合。事实上，新婚夫妇或者久别重逢的情况下最容易出现这种意外的排卵了。

另外，还有的时候皇后、卵妃也有懒惰之时，错过了出阁的正日子，拖延了几天才出来，又刚好赶上精子皇上驾到，也不知是算计好的还是误打误撞的。

安全期 避孕 ➤ 很多人算不清安全期，或算准的人却算不准可能出现的额外排卵，失败率达三四成以上

因此，安全期并不是都安全的，不按规矩出牌的"卵妃"多的是，做好避孕措施还是很有必要的。

可以蒙蔽皇后和皇太后的避孕法——避孕药

有人说放节育器怕疼，用避孕套嫌麻烦，还有没有简单点的有效避孕方法？有的，那就是避孕药，一种有蒙蔽功能的药物。

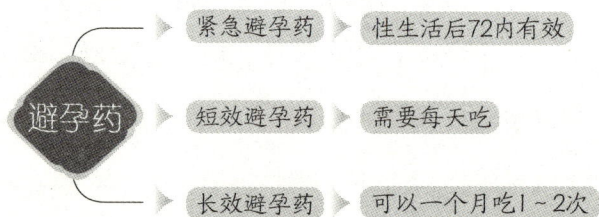

避孕药 ▶ 紧急避孕药 ▶ 性生活后72内有效
▶ 短效避孕药 ▶ 需要每天吃
▶ 长效避孕药 ▶ 可以一个月吃1~2次

避孕药的成分主要是雌激素和孕激素，也就是卵妃们日常所做的女工，当避孕药进入人体后，皇太后和皇后可分辨不出来这是哪里来的，就自认为这是出自自家的卵宫，于是就不再督导卵妃们做女工。就这样皇太后和皇后被蒙蔽了，卵妃们没有上级的命令处于休息状态，不会出阁，皇上的光临也不能唤醒她们，从而达到了精子、卵子不能见面的避孕效果。

避孕药对女性的身体有伤害吗？

随着避孕药的逐渐改进，药物中的雌激素和孕激素的成分和比例逐渐优化，现在使用的已经是第四代口服避孕药了，其对女性的生育能力和后代的健康发育并没有不良影响，如果有再怀孕计划，停药后就可以怀孕，无须等待几个月后再怀孕。

　　建议口服避孕药避孕时一定要按时服药，如果反复漏服就会被皇后和皇太后发现，到时候卵妃被唤醒了就达不到避孕目的了。另外，年龄超过40岁的女性，建议更换避孕方式，因为年龄的增加可能增加患血栓的风险。

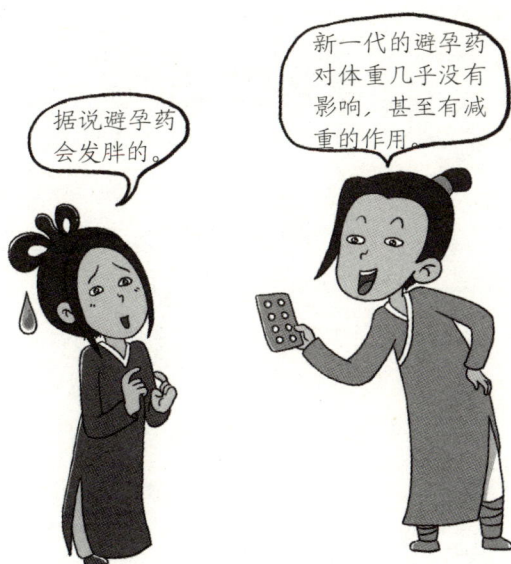

据说避孕药会发胖的。

新一代的避孕药对体重几乎没有影响，甚至有减重的作用。

什么情况不能吃避孕药？

不能吃

1 ▶ 产后还在喂奶的妈妈。

2 ▶ 不喂奶，但产后少于21天。

3 ▶ 年龄≥35岁，每天抽烟≥15根。

4 ▶ 心血管疾病患者，如控制不好的高血压、冠状动脉粥样硬化性心脏病、脑卒中等。

5 ▶ 风湿免疫性疾病患者，如抗磷脂抗体阳性或原因不明的系统性红斑狼疮。

6 ▶ 偏头痛患者，如无先兆症状者年龄≥35岁。

7 ▶ 患过或患有乳腺癌者。

8 ▶ 重度糖尿病或超过20年病程的患者。

9 ▶ 病毒性肝炎发作期、重度肝硬化、肝癌或肝细胞性腺瘤患者。

第七章　摆脱内分泌烦恼，拥有「性」福生活

更年期也可以怀孕——合理避孕

女性在37岁以后卵巢功能就开始下降了，40岁以后连续出现两次月经周期异常就代表女性进入了更年期，但是没有人说过女人更年期不会怀孕。女性日益萧条的后宫也不是一下子就人去楼空的。绝经是指一年不来月经，所以如果只是短短几个月不来月经，不能认为一定就是绝经。

女性在更年期月经可能不规律，所谓的安全期就更加的不安全了，这个年龄也不再适合口服避孕药，那选择什么避孕方式比较好呢？

（1）如果之前放置了宫内节育器并且还在使用寿命之内就可以继续使用。

（2）如果之前是口服避孕药避孕，现阶段就需要停掉避孕药改为其他方式，或者放置宫内节育器，或用最简单的避孕套方式都是可以的。

有人会问，到底哪一种方法更好呢？

宫内节育器

宫内节育器是放在子宫里起到避孕作用的"神器"，最早时期人们为了避孕会把一些物质放进女性阴道里来达到阻止精子、卵子结合，之后随着医学的发展，人们发明了宫内节育器，节育器的材质也在逐步变化，避孕效果越来越好，副反应也在逐渐减小。

避孕原理：相当于在皇宫内放了一个屏障，让皇上不容易去见卵妃，即使皇上突破千难万阻，和卵妃携手，这个屏障也会让皇上和卵妃没办法在皇宫内安家，现在避孕环的使用寿命一般为8~10年，是一种比较长效、可靠的避孕方法。如果有了怀孕的计划就可以把节育器取出，所以它也是一种可逆的避孕方法。也有的人因为排异反应出现对节育器的不适应，出现不正常的出血，一般3个月后会逐渐适应，但是出血过多就不适合戴了，否则会造成贫血。

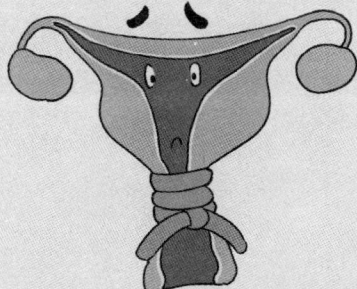

避孕套

避孕套又被人们亲切地称为"小雨伞"，既可以避孕还可以防止性病的传播，做到正确的使用后避孕成功率也是相当高的。注意一定要在皇上出宫前戴好了，最后还要完整地取出来。对于更年期夫妻生活不是太频繁的夫妇选择避孕套避孕即安全又简便。

中老年人的烦恼——性欲亢进

李阿姨年过六十，身体一直不是很好，患糖尿病多年，一直以来性欲低下，可最近几个月一反常态，性欲明显增加，但老伴身体不好，无法配合，老太太心烦难耐，脾气暴躁。在老伴反复劝说下，便去医院咨询。医生经过检查后，最后确定这和李阿姨长期以来的糖尿病有关。李阿姨由于长期患有糖尿病，导致肝肾阴虚，又并发了甲状腺功能亢进症，因而表现为性欲亢进。

性欲亢进是一种病症，致病原因除了内分泌失调外，还可能由于大脑皮质兴奋作用增强、抑制作用减退引起，如狂躁性精神病、更年期精神病等。

性功能就如同每个人的体力，是不一样的，性欲的强弱程度也有很大差别。同一个健康女性，在不同的年龄段和不同的身体状况下也会有明显的差别，新婚夫妇或久别重逢时，女性对性的需求可能会强烈一些。

已婚女性随着年龄的增长，性欲也会不断增强，到40岁左右会达到高峰，因此性欲亢进很难界定。但只要性生活后没有感到精力不济，也不影响工作和生活，夫妻双方又都比较满意，都属正常范围。可是如果在没有任何原因的情况下，女性突然出现频繁而强烈的性欲，性兴奋出现过多且不能自我控制，一天要多次性行为才能满足，或是在接吻、拥抱时便可产生强烈的性兴奋高潮时，就要考虑是不是性欲亢进了。

女性性欲亢进要当心5种疾病的发生：

更年期
更年期女性卵妃衰老，做工雌激素减少，导致皇后脑垂体促性腺激素反馈性地分泌过多，于是出现奇特的反跳现象，表现出性欲亢进。另外，更年期女性容易出现躁狂症状，表现为无端怀疑配偶有外遇，有时毫无根据地怀疑丈夫与第三者要谋害自己等，这种精神失调可引起对性兴奋的抑制能力下降，不论男女，60%以上的人有性欲亢进倾向

脑病变
特别是影响到大脑或皇太后下丘脑部性中枢部位的病变，如脑下垂体和性腺病变，可导致促性激素释放激素过量，引起促性腺激素增加，或因皇后垂体病变，前叶促性激素分泌过量，引起性激素分泌增加，出现性欲亢进

多囊卵巢综合征
患者性欲强，性冲动明显。临床表现可能有月经不调、身体过胖、浑身多毛、有痤疮或脂溢性皮炎等现象。检查可发现无排卵，因此不孕；B超可看到患者的卵巢上有多个卵泡。多囊卵巢综合征最大的危害是不孕，此外，还增加了子宫内膜增生、癌变的风险，与糖尿病、脂代谢异常及心血管疾病等代谢紊乱性疾病也有关联

甲状腺疾病
如甲状腺功能亢进症早期可能出现性欲亢进。临床以高代谢症侯群、神经心血管系统等兴奋亢进，一般有10%~20%患者有性欲亢进的表现，特别是轻度甲状腺功能亢进症患者

精神分裂症
可导致性欲减退，但也可能在早期特别是偏执性精神患者出现对性兴奋抑制能力下降，引起性欲亢进。这些患者常伴有言语下流、纠缠异性不休止的行为

　　要解除李阿姨的痛苦，首先应帮助她正确认识疾病，积极配合治疗，加强自我意志的控制，理解伴侣的处境，可以暂时分居，多参加户外活动及体育运动，把注意力转移到别的地方，积极治疗甲状腺功能亢进症，用中医药辅助改善体质，及早康复。

　　性欲亢进在临床上并不多见，很多女性也并未意识到这是不正常的情况。而有些患者感觉到不正常也往往难以启齿，不会主动求医，时间长了会耽误治疗，对身体造成伤害，因此应予以重视。

第八章

中医调节内分泌，
让女性活出美丽

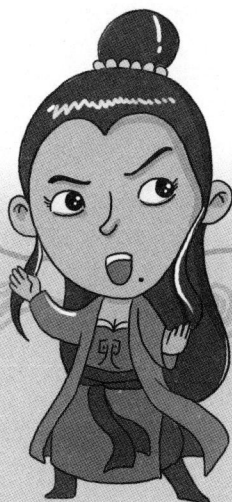

八种体质与女性内分泌的调节

通过对自己后宫系统的认识，相信大家对自己的身体和健康有了进一步的了解，那么，怎样才能使自己的身体更健康呢？这就涉及我们的中医文化了，中医文化博大精深、源远流长，在身体的调理和保健方面有独有的特色。中医把人的体质分为多种，与妇科疾病相关的几种体质分别是阴虚、阳虚、气虚、血虚、阳盛、血瘀、痰湿和气郁体质，我们需要根据不同的体质进行相应的养生和调理。

1. 阴虚体质

阴虚体质是比较常见的一种女性体质，在妇科方面容易出现月经周期提前，经量多或少，色鲜红，质稠，经间期出血，或崩漏，闭经等。这种体质的人形体比较消瘦，午后多有面色潮红，经常会有口干、心烦、手足心热，还会有睡眠不好，大便干燥，尿黄，不耐春夏，多喜冷饮，脉细数，舌红少苔。

阴虚体质的养生方法要注意四个方面：

1 ▶ 精神调养：阴虚体质之人往往性情急躁、常常心烦易怒，平时要加强自我修养，自觉地养成冷静沉着的习惯。在生活和工作中对非原则性问题，少与人争，以减少激怒，要少参加争胜负的文娱活动。此外，节制性生活也很重要。

2 ▶ 环境调摄：阴虚者，常手足心热，口咽干燥，常畏热喜凉，寒冬易过，夏热难受，每逢炎热的夏季，应注意避暑，有条件的可以到海边、高山之地旅游。秋冬养阴，对阴虚体质之人更为重要，特别是秋季气候干燥，更易伤阴。居室环境应静，最好住坐北朝南的房子。

③ ▶ 饮食调养：饮食调理的原则是保阴潜阳，宜食芝麻、糯米、蜂蜜、乳品、甘蔗、蔬菜、水果、豆腐、鱼类等清淡食物，并可适当食用沙参粥、百合粥、枸杞粥、桑椹粥、山药粥等，也可适量食用银耳、燕窝、海参、龟肉、冬虫夏草等，对于葱、姜、蒜、韭、椒等辛辣燥烈之品则应少吃。

④ ▶ 体育锻炼：不宜过激活动，着重调养肝肾功能，太极学，八段锦、内养操等较为适合。气功宜选固精功、保健功、长寿功等，着重咽津功法。

2. 阳虚体质

阳虚体质的人易出现月经推迟，量少色淡，痛经，经行浮肿，经行泄泻，带下量多，色质稀，崩漏，闭经，更年期综合征，不孕等。阳虚者形体一般白胖，面色淡白，平素怕寒喜暖，与阴虚者相反，手足欠温，小便清长，大便时稀，唇淡，脉沉乏力，舌淡胖。

阳虚体质的养生方法要注意四个方面：

① ▶ 精神调养：阳气不足的人常表现出情绪不佳，如肝阳虚者善恐、心阳虚者善悲。因此要善于调节自己的感情，消除或减少不良情绪的影响。

② ▶ 环境调摄：此种人适应寒暑变化的能力差，稍微转凉，就会觉得冷不可受。因此，在严寒的冬季，要"避寒就温"，在春夏之季，要注意培补阳气。如果能在夏季进行20～30次日光浴，每次15～30分钟，可以大大提高适应冬季严寒气候的能力。因为夏季人体阳气趋向体表，毛孔、腠理开疏。阳虚体质的人切不可

在室外露宿，睡眠时不要让电扇直吹，有空调设备的房间，要注意室内外的温差不要过大，同时避免在树荫下、水亭中及过堂风很大的过道久停，如果不注意夏季防寒，只图一时之快，则易造成手足麻木或面瘫等疾病。

3 ▶ 体育锻炼：因"动则生阳"，故阳虚体质之人要加强体育锻炼，春夏秋冬，坚持不懈，每天进行1~2次体育锻炼项目，因体力强弱而定，如散步、慢跑、太极拳、五禽戏、八段锦、内养操、工间操、球类活动和各种舞蹈活动等，亦可常进行日光浴、空气浴强壮卫阳。气功方面，坚持做强壮功、站桩功、保健功、长寿功。

4 ▶ 饮食调养：应多食有壮阳作用的食品，如羊肉、狗肉、鹿肉、鸡肉。根据"春夏养阳"的法则，夏日三伏，每伏可食用于附子粥或羊肉附子汤一次，配合天地阳旺之时，以壮人体之阳最为有效。

3. 气虚体质

气虚体质的人易出现月经提前，月经量多，色淡质稀，产后恶露不绝，量多，产后小便不通，产后自汗，乳汁自出，量少质稀等。气虚的人形体消瘦或偏胖，面色淡白，语声低怯，常自汗出，动则尤甚，体倦健忘，舌淡苔白，脉虚弱。

气虚体质的养生方法要注意两个方面：

1 ▶ 体育锻炼：可以做气功锻炼，肾为元气之根，故气虚者宜做养肾功。

2 ▶ 饮食调养：可常食粳米、糯米、小米、黄米、大麦、山药、莜麦、马铃薯、大枣、胡萝卜、香菇、豆腐、鸡肉、鹅肉、兔肉、鹌鹑、牛肉、狗肉、青鱼、鲢鱼等。若气虚甚者，可选用人参莲肉汤补养。

4. 血虚体质

血虚体质的人易出现月经推迟，量少、色淡、质稀，甚至闭经，先兆流产，胎停育，产后身痛，产后缺乳等。血虚的人常常面色苍白无华或萎黄，唇色淡白，不耐劳作，易失眠，舌质淡，脉细无力。

血虚体质的养生方法要注意三个方面：

1 ▶ 起居调摄：要谨防"久视伤血"，不可劳心过度。

2 ▶ 饮食调养：可常食桑椹、荔枝、松子、黑木耳、菠菜、胡萝卜、猪肉、羊肉、牛肝、羊肝、甲鱼、海参、平鱼等食物，因为这些食物均有补血养血的作用。

3 ▶ 精神调养：血虚者时常精神不振、失眠、健忘、注意力不集中，故应振奋精神。当烦闷不安，情绪不佳时，可以听一听音乐，欣赏戏剧，观赏幽默的相声或哑剧，能使精神振奋。

5. 阳盛体质

阳盛体质的人可表现为月经提前，月经量多，崩漏，产后恶露不绝，产后乳汁自出等。阳盛的人一般形体壮实，面赤，声高气粗，喜凉怕热，喜冷饮，小便热赤，大便熏臭。

阳盛体质的养生方法要注意三个方面：

1 ▶ 精神调养：阳盛之人好动易发怒，故平日要加强道德修养和意志锻炼，培养良好的性格，有意识地控制自己，遇到可怒之事，用理性克服情感上的冲动。

2 ▶ 体育锻炼：积极参加体育活动，如游泳、跑步、武术、球类等，也可根据爱好选择进行。

③ ▶ 饮食调理：忌辛辣燥烈食物，如辣椒、姜、葱等；对于牛肉、狗肉、鸡肉、鹿肉等温阳食物少食用；可多食香蕉、西瓜、柿子、苦瓜、番茄、莲藕等水果蔬菜。酒性辛热上行，阳盛之人戒酗酒。

6. 血瘀体质

血瘀体质的人易出现月经推迟，月经量少，色暗有血块，经行小腹胀痛，经行乳房胀痛等，常常面色晦暗，口唇色暗，眼眶暗黑，肌肤干燥，舌紫暗或有瘀点，脉细涩。

血瘀的养生方法要注意三个方面：

① ▶ 体育锻炼：多做有益于心脏的活动，如舞蹈、太极拳、八段锦、长寿功、内养操、保健按摩术等，使全身各部都能活动，以助气血运行为原则。

② ▶ 饮食调理：可常食桃仁、油菜、慈姑、黑大豆等具有活血祛瘀作用的食物，酒可少量饮用，醋可多食，山楂粥、花生粥亦颇相宜。

③ ▶ 精神调养：要培养乐观的情绪。精神愉快则气血和畅，营卫流通，有利血瘀体质的改善；反之，苦闷、忧郁则可加重血瘀。

7. 痰湿体质

痰湿体质的人易出现经行前后泄泻或浮肿，带下量多、色黄、质黏，闭经等。这种体质的人多形体肥胖，肌肉松弛，嗜食肥甘，神倦身重，懒动，嗜睡，口中黏腻或便溏，脉濡而滑，舌体胖，脉滑腻。一部分多囊卵巢综合征患者属于痰湿体质。

痰湿体质的养生方法要注意三个方面：

1. ▶ 环境调摄：不宜居住在潮湿的环境里，阴雨季节要注意湿邪的侵袭。

2. ▶ 饮食调理：少食肥甘厚味，少饮酒，且勿过饱。一些具有健脾利湿、化痰祛湿的食物应多食，如白萝卜、荸荠、紫菜、海蜇、洋葱、枇杷、白果、大枣、扁豆、薏苡仁、红豆、蚕豆、包菜等。

3. ▶ 体育锻炼：痰湿体质者多形体肥胖，身重易倦，故应长期坚持体育锻炼，如散步、慢跑、球类运动、武术以及各种舞蹈等，均可选择，活动量应逐渐增加。

8. 气郁体质

气郁体质的人易出现月经推迟，月经量少，色暗有血块，经行小腹胀痛，经行乳房胀痛，子宫肌瘤，卵巢囊肿，宫外孕等。这种体质的人多形体消瘦或偏胖，面色暗黄或萎黄，时或性情急躁易怒，易于激动，时或郁郁寡欢，胸闷不舒，舌淡红，苔白，脉弦。

气郁体质的养生方法要注意三个方面：

1. ▶ 精神调摄：此种人性格内向，神情常处于抑郁状态，应主动寻求快乐，多参加社会活动、集体文娱活动，常看喜剧以及富有鼓励、激励的电影、电视剧。多听轻松、开朗、激动的音乐，以提高情志。多读积极的、富有乐趣的、展现美好生活前景的书籍，以培养开朗、豁达的意识，在名利上不计较得失，知足常乐。

2. ▶ 饮食调养：可少量饮酒，以活动血脉，调节情绪。多食一些行气的食物，如佛手、橙子、柑皮、荞麦、韭菜、茴香菜、大蒜、火腿、高粱、刀豆、香橼等。

3 ▶ 体育锻炼：多参加体育锻炼及旅游活动以保持心情舒畅，增强体质。气功方面，以强壮功、保健功、站桩功为主，可锻炼呼吸吐纳功法，以开导瘀滞。

中国居民平衡膳食宝塔

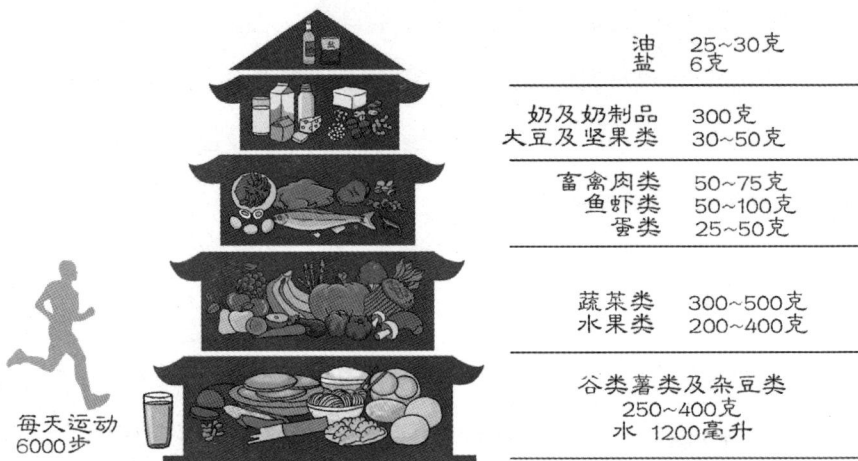

油	25~30克
盐	6克
奶及奶制品	300克
大豆及坚果类	30~50克
畜禽肉类	50~75克
鱼虾类	50~100克
蛋类	25~50克
蔬菜类	300~500克
水果类	200~400克
谷类薯类及杂豆类	250~400克
水	1200毫升

每天运动
6000步